FERDINAND BLUMENTHAL
(1870–1941)

JÜDISCHE MINIATUREN
Herausgegeben von Hermann Simon

Band 128 FERDINAND BLUMENTHAL

Alle »Jüdische Miniaturen« sind auch im Abonnement beim Verlag erhältlich.

Die Deutsche Nationalbibliothek verzeichnet diese Publikation in der Deutschen Nationalbibliografie; detaillierte Daten sind im Internet über https://portal.d-nb.de/ abrufbar.

Inh. Dr. Nora Pester
Wilhelmstraße 118, 10963 Berlin
info@hentrichhentrich.de
http://www.hentrichhentrich.de

Lektorat: Aaron Estermann
Satz: Barbara Nicol
Druck: Winterwork, Borsdorf

1. Auflage 2012

Printed in Germany
ISBN 978-3-942271-69-1

HARRO JENSS / PETER REINICKE

FERDINAND BLUMENTHAL

KÄMPFER FÜR EINE FORTSCHRITTLICHE KREBSMEDIZIN UND KREBSFÜRSORGE

HENTRICH & HENTRICH

CENTRUM JUDAICUM

Umschlag vorn:
Ferdinand Blumenthal, Ende der 1920er Jahre

Inhalt

Einleitung 7
Familie und Studium 13
In der Charité Berlin – Ausbildung zum Internisten 18
»Comité für Krebsforschung« 1900 20
Abteilung für Krebsforschung an der Charité – die Anfänge 24
Blumenthal und das Universitätsinstitut für Krebsforschung an der Charité 1915–1933 26
Krebszentren 32
Blumenthals Einsatz für die psychosoziale Betreuung Krebskranker *Peter Reinicke* 35
Beginn der nachgehenden Fürsorge für Krebskranke 35
Handlungsauftrag der Fürsorgerin 39
Krebskrankenbetreuung in Berlin und in Deutschland 41
April 1933 – Verlust aller Ämter 48
Von Berlin nach Tallinn 50

Anmerkungen 54
Archive/Quellen 73
Dank 75
Abbildungsnachweis 76
Über die Autoren 78

Gewidmet den beiden in den USA
lebenden Enkelsöhnen Ferdinand Blumenthals

Einleitung

Der renommierte Krebsforscher Ferdinand Blumenthal, seit 1896 an der Berliner Charité ärztlich und wissenschaftlich tätig, erklärte am 22. April 1933 seinen Rücktritt: »In Anbetracht der obwaltenden Umstände bitte ich ergebenst, mich von meinem Amte als Direktor des Instituts für Krebsforschung an der Charité entbinden zu wollen.«[1] Dieser erzwungene Schritt war eine Folge des großen Druckes, dem die jüdischen Wissenschaftler seit der »Machtergreifung« durch die Nationalsozialisten ausgesetzt waren. Das *Gesetz zur Wiederherstellung des Berufsbeamtentums* vom 7. April sah vor, Beamte »nicht arischer Abstammung« in den Ruhestand zu versetzen.[2] Bereits im März 1933 wurde innerhalb der Medizinischen Fakultät der Friedrich-Wilhelms-Universität Berlin die Kündigung der jüdischen Mitarbeiter erörtert.[3] Im Frühsommer 1933 emigrierte Blumenthal gemeinsam mit seiner Familie.

Mit ihm wurden 1933 elf von dreizehn Mitarbeitern am Berliner Institut für Krebsforschung wegen ihrer jüdischen Herkunft aus ihren Ämtern gedrängt.[4] Lebensgeschichten wurden zerstört. Die Vertreibung der jüdischen Ärzte und Forscher führte zudem zu einem Bruch in der Forschungskontinuität: Forschungsansätze wurden abgebrochen. Das Berliner

Krebsforschungsinstitut verlor rasch an Eigenständigkeit, seine Existenz endete 1945. Der NS-Staat versuchte ab 1936 die entstandenen personellen Verluste und die strukturellen Defizite in der Krebsforschung durch Förderprogramme, durch Neuorganisation und durch den Einsatz finanzieller Mittel auszugleichen, erfolgreich waren diese Bestrebungen jedoch kaum.[5]
Ferdinand Blumenthal gehörte zu jenen jüdischen Ärzten der Berliner Universität, die zwischen 1880 und 1933 mit großer Kreativität und Innovationskraft richtungsweisende Beiträge zur wissenschaftlichen und organisatorischen Fortentwicklung ihrer Fachgebiete leisteten.[6] Orientiert an der Berliner Schule mit einer naturwissenschaftlich ausgerichteten Medizin und geprägt durch den Kliniker Ernst von Leyden und den Biochemiker Ernst Salkowski hatte sich Blumenthal an der I. Medizinischen Universitätsklinik der Charité zum Internisten weitergebildet und sich mit Methoden der physiologischen Chemie beschäftigt.[7]
Frühzeitig spezialisierte er sich auf die experimentelle Krebsforschung und die Bekämpfung der Krebserkrankungen.[8] Im beginnenden 20. Jahrhundert war das Problem dieser Erkrankungen verstärkt in das Bewusstsein der Mediziner und Politiker getreten. In der Todesursachenstatistik wurde parallel zum Rückgang der Tuberkulose und zur gestiegenen Lebens-

erwartung eine Zunahme der Krebserkrankungen festgestellt. »Es ergibt sich also, dass die Krebskrankheit auf dem Wege ist, eine Volkskrankheit zu werden und zwar aller Stände«[9], so Ernst von Leyden, dessen Initiativen den Beginn der organisierten Krebsforschung in Deutschland bedeuteten. Fortschritte in der Medizin, bessere Ergebnisse in der Chirurgie und neue Therapieoptionen durch die Strahlentherapie führten dazu, die Krebskrankheit nicht mehr als unabwendbares Schicksal zu betrachten. Nach den Erfahrungen mit der Bekämpfung von Infektionskrankheiten, besonders der Tuberkulose, hoffte man, das »Krebsproblem« durch bessere Kenntnisse über die Verbreitung, die möglichen Ursachen und das Wachstum des Krebses sowie durch eine Früherkennung eingrenzen zu können. Die experimentelle Forschung Paul Ehrlichs und die im Jahre 1900 realisierte Gründung des »Comités zur Krebsforschung« waren Ausdruck dieser Überlegungen. In der Zeit bis 1933, zunächst als enger Mitarbeiter von Leydens, dann zunehmend durch eigene Beiträge und Aktivitäten, wurde Blumenthal zu einer prägenden Persönlichkeit für die Krebsbekämpfung in Deutschland.[10]

Neben seiner wissenschaftlichen Arbeit kämpfte er beharrlich für eine konkrete Verbesserung der Versorgung tumorkranker Patienten und für die Organisierung ihrer umfassenden Betreuung. Deshalb waren ihm die nachgehende Krebsfürsorge, die laienverständliche Aufklärung über Krebserkrankungen und deren Früherkennung besondere Anliegen.[11] Blumenthals Aktivitäten zielten auf eine angemessene Versorgung der Patienten zu Hause, die Berücksichtigung ihrer sozialen Belange, die Verbesserung der Wohnverhältnisse und auf die Betreuung der Angehörigen und Kinder der Erkrankten.[12] Seine Gedanken zur Fürsorge beinhalteten bereits zu Beginn des 20. Jahrhunderts jene Aufgaben, die heute von Sozialarbeiterinnen und Sozialarbeitern sowie von Brückenschwestern an der Schnittstelle zwischen stationärer und ambulanter Behandlung geleistet werden. Zudem hat er sich immer dafür eingesetzt, inoperable Patienten mit fortgeschrittener Tumorerkrankung nicht in Siechenanstalten allein zu lassen, sondern stets für Betreuungsangebote zu sorgen. In seiner Haltung spiegelten sich bereits die Ziele der heutigen Palliativmedizin und Hospizbewegung wider.

Blumenthal war an der Gründung der ersten Abteilung für Krebsforschung an der Charité aktiv beteiligt, setzte sich mit großem Einsatz während und nach dem Ersten Weltkrieg für die Erhaltung, die Erweiterung und für die nachhaltige Finanzierung dieser Institution ein und war seit 1917 deren ärztlicher Leiter. Dem Institut selbst gab er eine moderne Struktur, durch welche die experimentelle und die klinische Forschung nebeneinander möglich waren. Blumenthal plädierte frühzeitig für interdisziplinäre Tumorzentren und Tumorkonferenzen, um die vorhandene Fachkompetenz zu bündeln und die bestmögliche Therapieentscheidung für den einzelnen Patienten zu erreichen.[13] Damit antizipierte er jene Entwicklungen, die in Deutschland erst in jüngster Zeit zur Etablierung überregionaler Tumorzentren an den großen Kliniken geführt haben. Er vertrat das Konzept einer kombinierten Krebsbehandlung durch Operation, Strahlentherapie, Medikamente und Immunisierung, heute als multimodale Therapie bezeichnet, auch wenn zu seiner Zeit trotz intensiver Suche keine wirksame Chemo- oder Immuntherapie zur Verfügung stand.

In der wissenschaftlichen Gemeinschaft der Krebsforscher in Europa und in den USA war er gut vernetzt. Blumenthal redigierte gemeinsam mit Friedrich Kraus die national und international anerkannte *Zeitschrift für Krebsforschung*, publizierte zahlreiche Bücher zum Krebsproblem sowie eine große Anzahl wissenschaftlicher Fachbeiträge und laienverständlicher Schriften zur Aufklärung über die Krebserkrankungen.

Blumenthal engagierte sich im Centralverein deutscher Staatsbürger jüdischen Glaubens und gehörte seit 1910 dessen Hauptvorstand an.[14] Von 1903 bis 1923 betreute er nebenamtlich in leitender Funktion die Abteilung für Innere Medizin des Krankenheims der Berliner Israelitischen Synagogengemeinde Adass Jisroel.[15]

Die Emigration zwischen 1933 und 1941 wurde für Blumenthal zu einer Odyssee durch Europa. In Belgrad ein Institut für Krebsforschung nach dem Berliner Vorbild aufzubauen, blieb ohne den erhofften Erfolg.[16] In Wien wurde er 1938 nach dem Einmarsch der Nationalsozialisten vorübergehend inhaftiert. Albanien musste er wegen des drohenden Einmarsches der Italiener im März 1939 verlassen und gelangte nach Tallinn/Reval. In Estland erlebten er und seine Familie im Sommer 1940 die Annektion des Landes durch die Sowjetunion.[17] Ein Jahr später, nach dem Überfall Estlands durch die Deutsche Wehrmacht, wurden Blumenthal und seine Angehörigen von den sowjetischen Behörden für die Deportation nach Kasachstan bestimmt. Am 5. Juli 1941 starb Ferdinand Blumenthal während eines deutschen Luftangriffs auf den Evakuierungszug westlich Narwas.[18]

Familie und Studium

Ferdinand Blumenthal wurde am 5. Juni 1870 in Berlin als Sohn des Königlichen Sanitätsrates Dr. med. Julius Blumenthal und seiner Ehefrau Zerline, geb. Lesser, Tochter eines wohlhabenden Berliner Kaufmanns, geboren.[19]

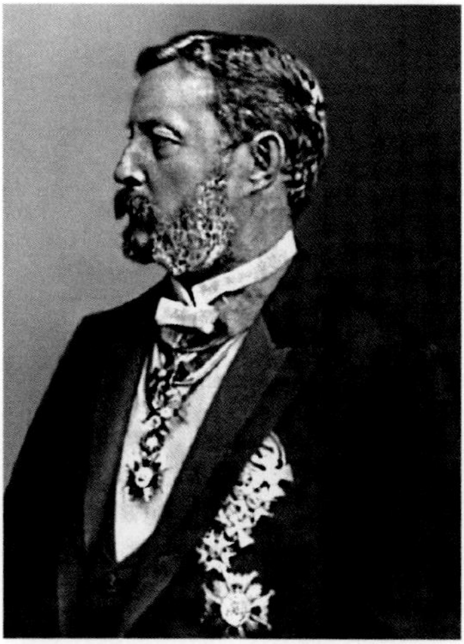

Julius Blumenthal – Der Vater

Gut situiert wuchs er zusammen mit seinen Brüdern Hans und Franz sowie mit seinen vier Schwestern Katharina[20], Gertrud, Jenny und Lotte auf. Julius Blumenthal war praktischer Arzt, Wundarzt und Geburtshelfer, stand dem orthodoxen Judentum nahe, war Mitglied der Berliner Gemeinde Adass Jisroel und unterstützte viele Jahre den Centralverein deutscher Staatsbürger jüdischen Glaubens.[21] Er war in der Berliner Gesellschaft des Kaiserreiches hoch angesehen, behandelte Patienten aus den Kreisen der Aristo-

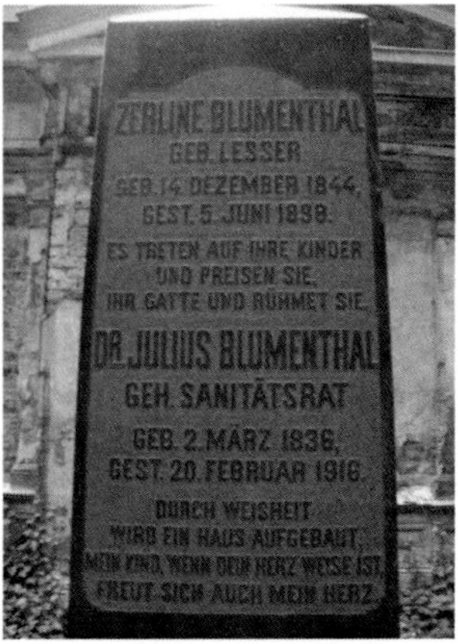

Grabstein Julius und Zerline Blumenthals, Jüdischer Friedhof Schönhauser Allee, Berlin

kratie und führte seine Praxis bis ins hohe Alter.[22] Mit dem Forscher und Unternehmer Hermann Aron war er freundschaftlich eng verbunden. Zwischen ihren Familien entstanden später enge verwandtschaftliche Beziehungen: Ferdinands Bruder Franz heiratete Arons Tochter Ilse, er selbst vermählte sich am 26. Mai 1907 mit deren Schwester, mit Elli Aron.[23]

Im November 1908 wurde Ferdinands und Ellis erste Tochter, Zerline, geboren, 1911 und 1914 folgten mit Hildegard und Herma zwei weitere Töchter.[24] Ferdinand Blumenthal wohnte in Berlin mit seiner Familie von 1916 bis 1933 in der Bendlerstraße 20.[25] Fünf seiner Geschwister mussten wegen der nationalsozialistischen Verfolgung ins Ausland emigrieren. Katharina wurde in Westerbork/Holland inhaftiert und am 31. August 1942 in Auschwitz ermordet, der Bruder Hans wurde am 5. November 1942 aus Berlin in das KZ

Theresienstadt deportiert und kam dort wenige Tage später um.[26]

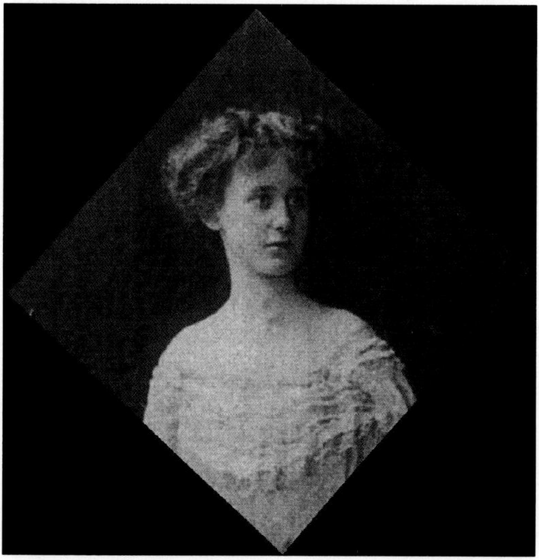

Elli Blumenthal, geb. Aron

In Berlin besuchte Ferdinand Blumenthal das Französische und das Friedrich-Werdersche Gymnasium. Letzteres schloss er 1891 mit dem Abitur ab und begann im April desselben Jahres das Medizinstudium an der Albert-Ludwigs-Universität in Freiburg.[27] Das Wintersemester 1891/92 verbrachte er in Straßburg, kehrte nach Freiburg zurück und legte dort im Frühjahr 1893 das Physikum ab. In Freiburg hatte er sich frühzeitig im chemischen Labor Eugen Baumanns fortgebildet und sich mit der Chemie des Harns beschäftigt.[28] In Berlin studierte er vom Sommer 1893 bis zum Winter 1894/95, unterbrochen von einem Semester in Zürich 1894. Neben den Vorlesungen und Kursen arbeitete er bei Ernst Salkowski im chemischen Laboratorium des Instituts für Pathologie an der Charité, befasste sich mit quantitativen chemischen Analysemethoden sowie mit den chemischen Zersetzungsvorgängen durch Bakterien und forschte für sein Promotionsthema.[29] Die Zusammenarbeit mit Salkowski auf dem damals noch jungen Gebiet der physiologischen Chemie war für Blumenthals späteren wissenschaftlichen Schwerpunkt und seine Beschäftigung mit den chemischen Vorgängen bei der Krebserkrankung entscheidend. 1894 publizierte er als Student in *Virchows Archiv* seine erste Arbeit, die er auf Anregung Salkowskis durchgeführt hatte.[30] Über drei Jahrzehnte blieb die Verbindung zu Ernst Salkowski bestehen, nach dessen Tod 1923 würdigte Blumenthal ihn in einem einfühlsamen Nachruf.[31]

Während einer Famulatur in der I. Medizinischen Klinik der Charité entstanden erste Kontakte zu Ernst von Leyden und Georg Klemperer.[32] Als Famulus in der Praxis seines Vaters erlebte Blumenthal die Arbeit eines praktischen Arztes.[33] Ostern 1895 kehrte er nach Freiburg zurück und wurde dort im Juli 1895 mit sei-

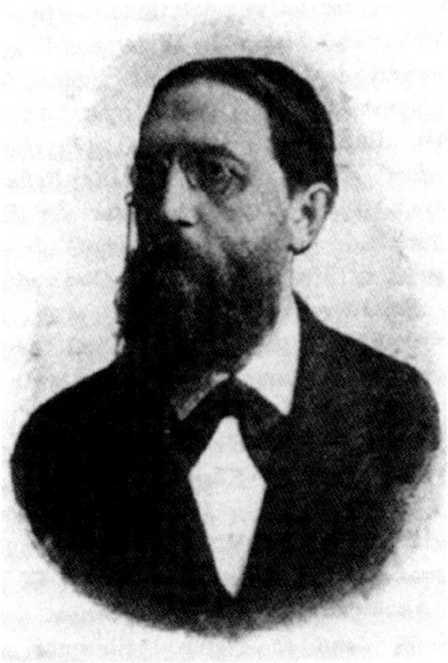

Ernst Salkowski, Lehrer Blumenthals in Physiologischer Chemie

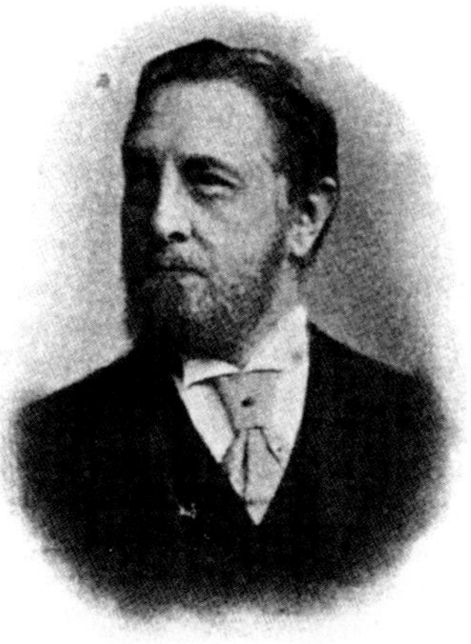

Ernst von Leyden, Blumenthals klinischer Lehrer

ner bei Salkowski entstandenen Arbeit *Über den Einfluss des Alkali auf den Stoffwechsel der Mikroben* promoviert.[34] Das Studium beendete er mit dem Staatsexamen im Wintersemester 1895/96. Zu seinen Freiburger Lehrern gehörten die Professoren Bäumler (Innere Medizin), Kraske (Chirurgie), Hegar (Geburtshilfe) und Ziegler (Pathologie).[35]

In der Charité Berlin – Ausbildung zum Internisten

Im Februar 1896 kehrte Blumenthal nach Berlin zurück und begann seine praktische Tätigkeit als Volontärarzt in der I. Medizinischen Klinik der Charité bei Ernst von Leyden. Anfang 1898 erhielt er die Stelle eines »etatmäßigen« Assistenten, wobei ihm die Arbeiten im chemischen Labor der Klinik und die Versorgung der Abteilung für Infektionskrankheiten übertragen wurden, zudem wurde er bald mit der Leitung der Medizinischen Poliklinik betraut.[36]

In seiner alltäglichen Arbeit erlebte Blumenthal den damaligen Paradigmenwechsel in der Medizin: Ermöglicht durch den umwälzenden Wissenszuwachs in den Grundlagenfächern Chemie, Physik und Physiologie stand nicht mehr die Phänomenologie der Erkrankungen im Vordergrund, sondern die Ursachen und die pathophysiologischen Abläufe der Krankheiten. Aspekte der Organfunktionen und deren Untersuchungen gewannen an Bedeutung. Blumenthal wurde ein enger Mitarbeiter von Leydens, des damals in Deutschland führenden Internisten. Für diesen gehörten die Anwendung der naturwissenschaftlichen Erkenntnisse und die Ausbildung des Arztes am Krankenbett mit der exakten Beobachtung des Kranken und seiner Symptome untrennbar zusammen –

insbesondere die Krankenbeobachtung war für ihn wesentlich, »freilich nur diejenige Beobachtung, welche durch den wissenschaftlichen Geist auch wirklich kritisiert ist.«[37]

In seinen *Erinnerungen an Ernst von Leyden* beschrieb Blumenthal auf eindrückliche Art und Weise die um 1900 in der Charité herrschenden Arbeitsbedingungen, die langen Arbeitszeiten, die Dauerpräsenz in der Klinik, die damaligen Zustände und Mängel (namentlich auf der Infektionsstation), die strenge Hierarchie, die Zurückhaltung gegenüber Kritik und neuen Ideen und die gleichzeitige gezielte Förderung seiner Mitarbeiter durch von Leyden.[38] Die Assistenten hatten sich auf einzelne Gebiete der Inneren Medizin zu spezialisieren: »Er hatte an der Klinik seine Spezialisten für Nieren-, Herz- und Lungenkrankheiten, für die Neurologie, für die Diäetetik, den Stoffwechsel und die Infektionskrankheiten. Jeder hatte sein Gebiet, über das er ihn auf dem Laufenden zu halten hatte.«[39] Aus nächster Nähe erlebte Blumenthal von Leydens ausgeprägte Organisationskunst, seine Überzeugungs- und Gestaltungskraft, auch dessen Kontakte zur Ministerialbürokratie.

Fragen zum Zuckerstoffwechsel, zu Immunphänomenen nach Infektionskrankheiten, zur Serumtherapie und zum Wundstarrkrampf waren Gegenstand von Blumenthals damaligen Arbeiten.[40] Am 25. November 1899 wurde er habilitiert und erhielt nach seinem Vortrag *Ueber die Entwicklung der Lehre von der natürlichen Immunität* die Lehrbefugnis an der Friedrich-Wilhelms-Universität Berlin.[41] Die Ernennung zum außerordentlichen Professor erfolgte 1905 auf Vorschlag von Leydens.[42] Eine planmäßige beamtete Professorenstelle erhielt Blumenthal erst 24 Jahre später.

Nach von Leydens Ausscheiden aus der Klinik 1907 beendete auch Blumenthal seine Tätigkeit in der I. Medizinischen Klinik der Charité. In den nachfolgenden Jahren publizierte er mehrere monographische Werke und forschte im Labor Salkowskis über chemische Vorgänge bei der Krebskrankheit.[43]

»Comité für Krebsforschung« 1900

»Lange schon hatte mich das Bestreben erfüllt, nachdem die Tuberkulosefrage einen so erfreulichen Abschluss gefunden, gegen eine andere Volkskrankheit – die Krebskrankheit (Karzinom) –, den Kampf aufzunehmen«.[44] Von Leyden stellte sich einerseits Krankenabteilungen für Krebskranke vor, wie sie in Frankreich und England bereits seit einhundert Jahren bestanden, andererseits und vordringlicher ging es ihm um die »Erforschung der Ursachen und des Entstehens der Karzinome« sowie um eine mögliche Prophylaxe.[45] »Das Verdienst, die Idee zur Gründung eines Krebskomitees zuerst gefasst zu haben«[46], gebührt nach Blumenthals Ansicht dem Berliner praktischen Arzt George Meyer, der auf von Leyden zugegangen war. Der erste organisatorische Schritt zur systematischen Erforschung der Krebskrankheit bestand 1900 in der Gründung des »Comités für Krebsforschung«, das sich als Diskussionsforum zur Aufgabe setzte, »das Interesse weiterer ärztlicher Kreise zu wecken«, eine Fachzeitschrift herauszugeben und eine »Sammelforschung in großem Maßstab zur genauen Statistik über die Krebskrankheit im deutschen Reiche«[47] zu ermöglichen. Nach dem Entstehen von Landeskomitees in den einzelnen Staaten des Deutschen Reiches wurde das »Comité« 1911 in »Deutsches Zentralkomitee zur Erforschung und Bekämpfung der Krebskrankheit« (»Zentralkomitee«) umbenannt. Seit 1919 war Ferdinand Blumenthal dessen Generalsekretär. Er beeinflusste die Politik der Vereinigung wesentlich, zumal er auch als Sachverständiger oft zu Rate gezogen wurde und erweckte »mit großer Organisationskunst und durch zahlreiche einschlägige Veröffentlichungen und Vorträge Interesse für die Krebsbekämpfung«.[48] 1904 erschien im Auftrag des »Comités« der erste Band der *Zeitschrift für Krebsforschung*; zu den ersten Herausgebern gehörten

Ernst von Leyden und Paul Ehrlich, später wurde die Zeitschrift bis 1933 von Friedrich Kraus und Ferdinand Blumenthal redigiert.[49] In ihr wurden Originalaufsätze, Referate über die ausländische Fachliteratur und Berichte über Versammlungen aus dem Gebiet der Krebsmedizin publiziert.
Aufgaben des »Zentralkomitees« waren neben der Unterstützung der Krebsforschung die Aufklärung der Ärzte und der Bevölkerung sowie die Krebsfürsorge. Die entscheidende Strategie war es, die Krebserkrankung so früh wie möglich zu erkennen, um sie durch die frühestmögliche Behandlung zu heilen. Die Aufklärungsmaßnahmen vermittelten Informationen über Tumorkrankheiten, Frühsymptome und Behandlungsmöglichkeiten; sie unterstrichen zudem die Notwendigkeit, bei bestehendem Krankheitsverdacht frühzeitig einen Arzt aufzusuchen. Blumenthal selbst verfasste zahlreiche laienverständliche Schriften.[50]
Für die Düsseldorfer Ausstellung Gesundheitspflege, soziale Fürsorge und Leibesübungen (Gesolei) 1926 organisierte er eine »Abteilung Krebs«, in der die Entstehung des Krebses, Krankheitsverlauf sowie Behandlung bildlich dargestellt wurden und kurze Merksätze auf die Erkennung von Frühsymptomen aufmerksam machten.[51] Zur ärztlichen Fortbildung stellte Blumenthal einen Vortrag mit Diapositiven über

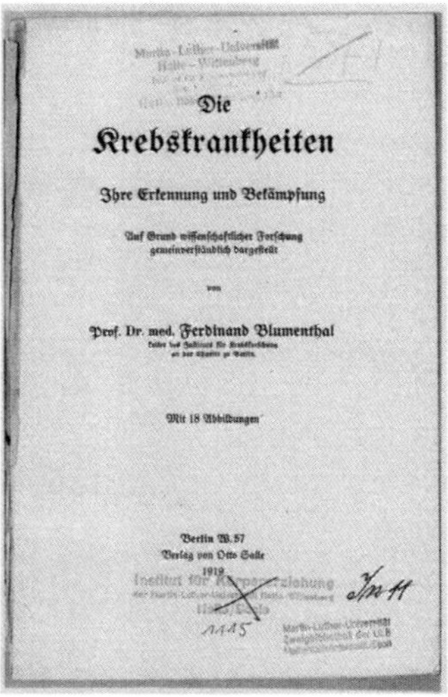

Die

Krebskrankheiten

Ihre Erkennung und Bekämpfung

Auf Grund wissenschaftlicher Forschung
gemeinverständlich dargestellt

von

Prof. Dr. med. Ferdinand Blumenthal

Mit 18 Abbildungen

Berlin W. 57
Verlag von Otto Salle

Laienverständliche Schrift über Krebserkrankungen

Verbreitung, Diagnose und Therapie des Krebses zur Verfügung, der den Ärzten als Vorlage für deren eigene Aktivitäten dienen sollte. Außerdem wurden Kurse für das Pflegepersonal und für Hebammen durchgeführt, um diesen eine angemessene Kommunikation mit den Patienten zu ermöglichen.[52] Als das Deutsche Hygiene-museum Dresden 1930 den Stummfilm *Krebs* produzierte, wurde Blumenthal in eine Radium-Behandlungsszene miteinbezogen.[53] In einem Kommentar zu diesem Film bejahte er die Krebsaufklärung mit modernen Medien ausdrücklich, empfand den Film jedoch als »zu gedrängt« und ohne »Atempausen«. Sein Fazit: »Das Bild kann […] nicht einfach das Wort ersetzen«, als Ergänzung ist »das gesprochene Wort«[54] unverzichtbar.

Abteilung für Krebsforschung an der Charité – die Anfänge

Im Juni 1903 wurde in der Charité eine Krankenabteilung für Krebsforschung eröffnet, die – so von Leyden – »nach den Plänen, die ich und mein damaliger Assistent Blumenthal gemeinsam mit der Bauverwaltung entworfen haben«[55], erbaut wurde. In seiner Eröffnungsrede dankte er Blumenthal, »welcher sich um die Einrichtung des Instituts wohl verdient gemacht hat«[56], zudem wurde dieser zum stellvertretenden Leiter der neuen Institution ernannt. Die Abteilung umfasste zwei Baracken mit zwanzig Betten zur Betreuung von Patienten sowie eine Laboratoriumsbaracke.

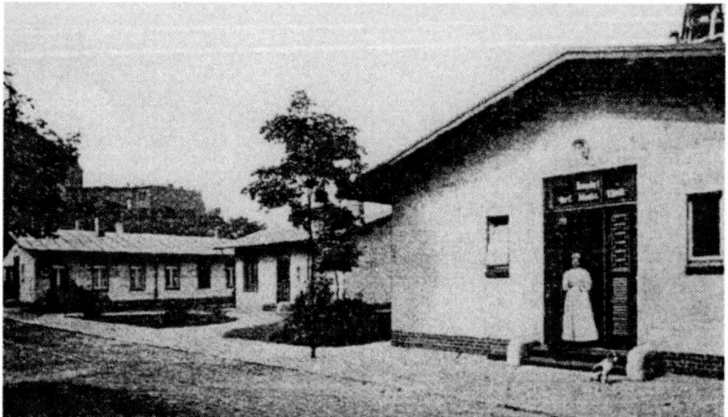

Krebsbaracken der Charité 1903

Die Einrichtung ermöglichte unter einem Dach bakteriologische, pathologisch-anatomische und chemische Arbeiten sowie klinische Untersuchungen. Initial spielte von Leydens Hypothese einer parasitären, infektiösen Krebsursache eine besondere Rolle.[57] Freilich war diese These vage und hatte zahlreiche Gegner, die um 1900 davon ausgingen, dass die Ursache der Krebsbildung auf »innerhalb des Körpers sich abspielenden Veränderungen in dem Zellenstaate beruhe, deren Auslösung von der Umwelt des Körpers mehr oder weniger unabhängig sei«.[58] Forschungsgegenstände in der ersten Phase der Abteilung waren Fragen nach dem »Chemismus der Krebszelle«, ihres Stoffwechsels und ihres Verhaltens im Vergleich zu normalen Zellen. Daneben beschäftigten sich Blumenthal und von Leyden mit Untersuchungen zur Inaugurierung einer Serumtherapie des Krebses und mit der Anwendung verschiedener antitumoröser Substanzen.[59]

Rückblickend übte Blumenthal Selbstkritik an seiner eigenen Planung der Abteilung, zumal sich die Bettenstation rasch als zu klein und als zu wenig zweckmäßig erwies, lediglich über ein Einzelzimmer neben Sälen mit neun Patienten verfügte und für schwer tumorkranke, sterbende Patienten kaum zu ertragende Umstände herrschten.[60]

1907 erhielt die Forschungsstätte die Bezeichnung »Universitätsinstitut für Krebsforschung an der Charité«. Zwischen 1910 und 1914 wurde eben dieses vom Internisten Georg Klemperer geleitet, der in Kooperation mit dem Chemiker Emil Fischer die Erforschung einer möglichen antitumorösen Wirkung des Selens verfolgte, die allerdings erfolglos blieb.[61] Klemperer, der das Institut neben seiner Tätigkeit als Leitender Arzt der Medizinischen Klinik am Berliner Krankenhaus Moabit führte, organisierte vier verschiedene Institutsabteilungen: jeweils eine für Chemotherapie, für Immunitätsforschung, für histologische und serologische Arbeiten sowie eine Krankenabteilung.[62] Für die mikroskopischen und serologischen Untersuchungen trat der Hämatologe Hans Hirschfeld im Oktober 1910 in das Krebsinstitut ein, der in den nachfolgenden Jahren bis 1933 ein enger Mitarbeiter Ferdinand Blumenthals wurde.[63]

Blumenthal und das Universitätsinstitut für Krebsforschung an der Charité 1915–1933

Nach seinem Ausscheiden aus der Medizinischen Klinik I 1907 setzte Blumenthal die ärztliche Leitung der Fürsorge für Krebskranke in Berlin fort, zugleich widmete er sich seinen Arbeiten über chemische Vorgänge bei der Krebskrankheit.[64] Nebenamtlich war er weiterhin (von 1903 bis 1923) leitender Arzt in der

Abteilung für Innere Medizin am Krankenheim der Israelitischen Synagogengemeinde Adass Jisroel, in dem – bemerkenswert – eine Röntgen-Abteilung und eine »Radium-Abteilung u. Beratungsstelle für Geschwulst-Kranke u. Geschwulst-Verdächtige« eingerichtet war – mit hoher Wahrscheinlichkeit eine Initiative Blumenthals.[65] Von 1914 bis 1916 übernahm er vorübergehend die Funktion des Leitenden Arztes der Inneren Medizin im Städtischen Krankenhaus Berlin-Lichtenberg.[66]
Als der Erste Weltkrieg ausbrach, war das Institut für Krebsforschung an der Charité in seiner Existenz bedroht. Klemperer hatte die »Selenversuche« abgebrochen und war ausgeschieden, zwei der drei Assistenten fielen durch den Militärdienst aus, die Krebsbaracken wurden teilweise zu Lazaretten.[67] Ab 1915 engagierte sich Blumenthal, der nicht zum Militär eingezogen wurde, mit seiner ganzen organisatorischen Kraft der Erhaltung des Institutes. Er fand im Verwaltungsdirektor der Charité, Ernst Pütter, einen Verbündeten. Pütter hatte bereits im Dezember 1914 einen Organisationsentwurf für das Institut vorgelegt. Nach seinen Plänen sollte dieses Raum für dreierlei bieten: erstens der wissenschaftlichen Erforschung der Krebskrankheit, zweitens der Behandlung derselben und drittens einem Lehrinstitut für Studierende und Ärzte. Gleichzeitig schlug er Blumenthal, »im In-

und Ausland der führende Mann auf dem Gebiete der Krebsforschung«[68], für die Institutsleitung vor. Jedoch, so Blumenthal, »machten sich überhaupt gegen das Weiterbestehen des Instituts heftige Widerstände bemerkbar [...] einige medizinische Autoritäten hatten sich dagegen und dahin ausgesprochen, ein besonderes Krebsinstitut sei überhaupt nicht nötig. Das Wissenschaftliche würde in anderen Instituten getrieben und die Krebskranken könnten in den entsprechenden Kliniken behandelt werden«.[69] Mit hohem persönlichen Einsatz, auch mit eigenen finanziellen Mitteln und mit der Unterstützung des Pathologen und Nachfolgers Virchows, Johannes Orth, gelang es ihm trotz aller Widerstände, das Institut nicht nur zu erhalten, sondern diesem gar einen räumlichen und apparativen Ausbau zu ermöglichen: Der Etablierung einer Abteilung zur Bestrahlungstherapie folgte 1920 die Einrichtung einer eigenen Poliklinik.[70] Ab 1917 leitete Blumenthal das Institut zunächst gemeinsam mit Johannes Orth, ab 1923 war er alleiniger Institutsdirektor. 1922 erhielt er einen Lehrauftrag für Krebsmedizin.[71] In den nachfolgenden Jahren, vor allem 1924 während der Deflation, entstanden immer wieder Finanzierungsprobleme, die Blumenthal mit Spendengeldern und mit Unterstützung der »Vereinigung der Gönner des Krebsinstituts« zu überbrücken hatte.[72] Erst 1929 erfolgte das Etatisieren des Instituts durch die preußische Regierung. Blumenthal erhielt gleichzeitig eine planmäßige beamtete außerordentliche Professur für Krebsforschung an der Medizinischen Fakultät der Friedrich-Wilhelms-Universität Berlin.[73]

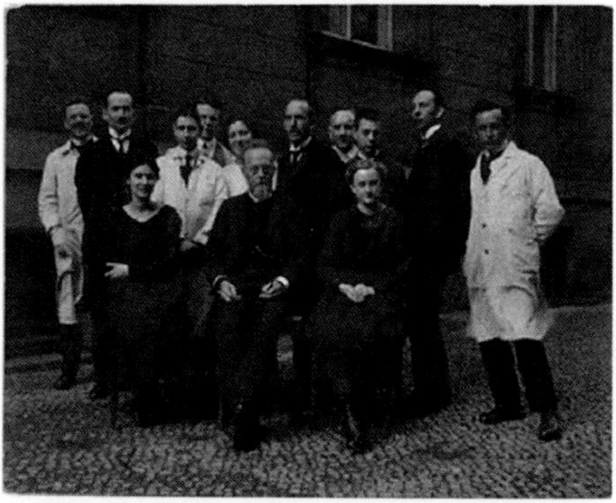

Mitarbeiterinnen und Mitarbeiter des Instituts für Krebsforschung um 1930 (vorne links sitzend E. E. Klee-Rawidowicz, schräg dahinter stehend F. Blumenthal)

Unter seiner Leitung entwickelte sich das Institut zwischen 1920 und 1933 zu einer anerkannten interdisziplinären Forschungsstätte, die ausschließlich, ohne andere Aufgaben erfüllen zu müssen, auf das Krebsproblem ausgerichtet war. Neben der experimentellen Arbeit ermöglichten die Krebsbaracken, die angeschlossene Poliklinik und die Abteilung für Strahlentherapie eine Behandlung der Patienten. Blumenthal versammelte Fachleute wie Ludwig Halberstaedter[74] und Albert Simons für die Radium- und Röntgenab-

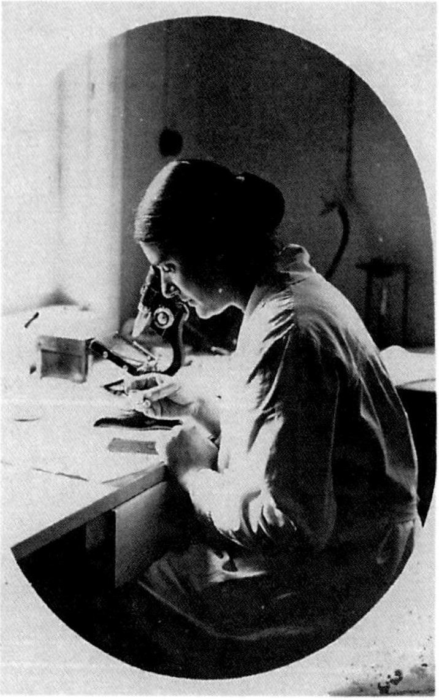

E. E. Klee-Rawidowicz 1932 im Labor des Krebsforschungs-Instituts

teilung, Hans Hirschfeld für die Abteilung Histologie und Hämatologie, Ernst Fränkel für die Virusforschung und Arthur Lasnitzki sowie Otto Rosenthal für die chemische Abteilung um sich. Mit Rhoda Erdmanns[75] Abteilung für Zell- und Gewebezüchtung, die sich ab 1919 in den Räumen des Krebsinstituts befand, bestand eine enge Kooperation.[76] 1925 kam die junge Biologin Esther Klee-Rawidowicz hinzu. Als Erdmann 1929 ein unabhängiges Institut mit eigenen Räumen erhielt, übernahm Klee-Rawidowicz die Leitung der experimentellen Zellforschung am Krebsforschungs-Institut.[77] Sie befasste sich mit dem Wachstum, der Morphologie und den Eigenschaften der Tumorzellen unter den Bedingungen der in vitro-Kultur und publizierte darüber gemeinsam mit Hans Hirschfeld; ferner forschte sie

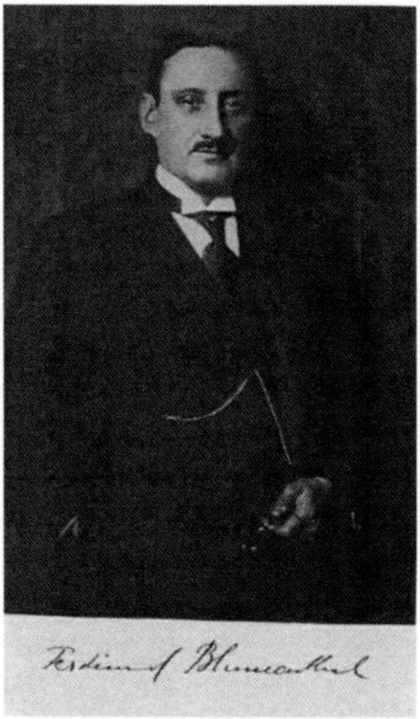

Ferdinand Blumenthal o.J., vermutlich Anfang der 1920er Jahre

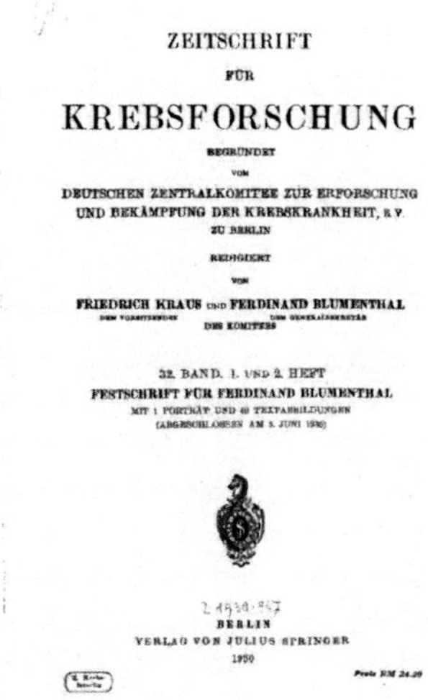

ZEITSCHRIFT

FÜR

KREBSFORSCHUNG

BEGRÜNDET

VOM

DEUTSCHEN ZENTRALKOMITEE ZUR ERFORSCHUNG UND BEKÄMPFUNG DER KREBSKRANKHEIT, E. V.

ZU BERLIN

REDIGIERT

VON

FRIEDRICH KRAUS UND FERDINAND BLUMENTHAL

DEM VORSITZENDEN DEM GENERALSEKRETÄR

DES KOMITEES

32. BAND. 1. UND 2. HEFT

FESTSCHRIFT FÜR FERDINAND BLUMENTHAL

MIT 1 PORTRÄT UND 40 TEXTABBILDUNGEN

BERLIN

VERLAG VON JULIUS SPRINGER

1930

Festschrift zu Blumenthals 60. Geburtstag 1930

über die Wirkung der Radiumbestrahlung auf Gewebekulturen und über die Erzeugung maligner Tumoren durch Teer.[78]

1930 feierte Ferdinand Blumenthal seinen 60. Geburtstag. Er befand sich zu dieser Zeit auf dem Höhepunkt seiner wissenschaftlichen und organisatorischen Arbeit. Seine Mitarbeiter, Schüler und Kollegen widmeten ihm eine Festschrift, die in der *Zeitschrift für*

Krebsforschung erschien und das Spektrum seiner Forschungsleistungen widerspiegelte.[79] Zu diesem Zeitpunkt war nicht vorstellbar, was sich drei Jahre später als Realität erwies: Nahezu alle seiner Mitarbeiter sollten als Juden das Institut verlassen müssen und er selbst sah sich gezwungen, das Vorwort zu seinem Lebenswerk *Ergebnisse der experimentellen Krebsforschung und Krebstherapie* in der Emigration zu schreiben sowie eben dieses in einem holländischen Verlag zu publizieren.

Krebszentren

Blumenthal vertrat seine Position zur Organisierung der Krebsbekämpfung als Wissenschaftler wie auch als Generalsekretär des »Deutschen Zentralkomitees«. Seit 1930 war er zudem Vizepräsident des Reichsausschusses für Krebsbekämpfung, einer Einrichtung der Reichsregierung mit koordinierenden und fördernden Funktionen.[80] Kooperativ denkend warb er beharrlich für eine Zentralisierung der Forschung. »Das Berliner Krebsinstitut dient in erster Linie der Krebsforschung [...] Krebsdiagnostik, Krebstherapie sind bei uns Forschungsaufgaben [...] da wir ein Universitätsinstitut sind, haben wir die Pflicht, Unterricht und Kurse zu erteilen, die das gesamte

Krebsforschungsgebiet den Studierenden und Ärzten übermittelt«[81], so Blumenthal 1931. »Wenn ich also einer Zentralisierung der Krebsbehandlung das Wort rede, so wünsche ich dahin nicht missverstanden zu werden, dass die Zentralisierung etwa eine Monopolisierung bedeutet. Ich stehe durchaus auf dem Standpunkt von Rosselet, dass sich der sogenannte centre anticancéreux um die Universitäten gruppieren soll. Wenn sich die einzelnen Kliniken und Institute und die entsprechenden Abteilungen in den Krankenhäusern zusammentun, ihre Einrichtungen zur Krebsdiagnostik und Therapie ergänzen und die Zusammenarbeit in freundschaftlicher Weise organisieren, so wird der Krebskranke leicht alles finden, was für ihn nötig ist. Am besten ist es natürlich, Krebsinstitute für Krebskranke zu errichten. Rosselet hat auch betont, wie sehr bei solcher Zusammenarbeit es auf den Geist ankommen muss, der dort herrscht. Wir können nicht, ich glaube er hat den Ausdruck geprägt, den Imperialismus einer Disziplin gebrauchen«.[82] Die primäre Betreuung der operablen Patienten in den Abteilungen für Chirurgie oder Gynäkologie stand für Blumenthal außer Frage. Vielmehr ging es ihm um die postoperative ergänzende Behandlung und um inoperable Patienten. Zu jedem einzelnen Krebskranken stellte er sich von einer Zentralstelle einberufene Besprechungen vor, an welchen die entsprechenden

Spezialisten, Chirurgen, Gynäkologen und Röntgenologen/Strahlentherapeuten teilzunehmen hätten.[83] Die gemeinsame Begutachtung sollte der Erstellung eines abgestimmten Heilplanes dienen.[84] Des Weiteren bewogen ihn die sich sehr schnell entwickelnden differenzierten Methoden der Strahlentherapie, Fragen der Fachkompetenz und des Strahlenschutzes für Ärzte und Mitarbeiter sowie eine nur begrenzt vorhandene Menge an Radium dazu, für eine »gewisse Zentralisation der Strahlentherapie« zu plädieren, die in ihrer Wirkung erst dann richtig zu beurteilen sei, »wenn die heutigen Spitzenleistungen die allgemeinen Leistungen sind«.[85] Die Programmatik Blumenthals blieb nicht unwidersprochen. Fragen der Zuständigkeit für neue Methoden, unterschiedliche Vorgehensweisen, Skepsis gegenüber Neuem, Kompetenz- und Alleinvertretungsansprüche einzelner Disziplinen sowie auch der »Kampf um Patienten« spielten dabei eine Rolle.[86] Trotzdem lässt sich feststellen, dass Blumenthals Vorstellungen zur Bildung von Tumorzentren und Tumorkonferenzen wegweisend waren und die heutige Entwicklung vorwegnahmen.

Blumenthals Einsatz für die psychosoziale Betreuung Krebskranker

Peter Reinicke

Beginn der nachgehenden Fürsorge für Krebskranke

Die soziale Betreuung Krebskranker begann in Deutschland mit der Fürsorge für Patienten der Charité Berlin. 1905 regte Ernst von Leyden im Auftrag des »Comités für Krebsforschung« die Einrichtung einer »Fürsorgestelle für Krebskranke« an. Diese wurde an die 1904 von Ernst Pütter gegründete »Fürsorgestelle für Lungenkranke« angegliedert. Unbemittelten oder weniger bemittelten Patienten sollte bei unklarer Diagnose oder bei notwendigen, aber langwierigen Untersuchungen eine Betreuung durch Spezialärzte ermöglicht werden. Zugleich sollte eine Schwester die Angehörigen der Krebskranken aufsuchen, um die häuslichen Verhältnisse sowie die Pflege der zurückgebliebenen Kinder sicherzustellen. Neben der Auskunft über mögliche Hilfen war ein ebenso wichtiges Ziel der Fürsorge die Erfassung aller Krebskranken. Die ärztliche Leitung der Fürsorgestelle wurde Ferdinand Blumenthal übertragen. Die Ärzte Berlins und Brandenburgs erhielten eine umfassende Unterrichtung über die neue Einrichtung. Nach anfänglicher Stagnation nahm die Zahl der betreuten Patienten stetig zu. Blumenthal berichtete 1913 erstmalig auf der Internationalen Brüsseler Konferenz für Krebsbekämpfung über diese Betreuungsform.[87] Eine weitere Zunahme der Patientenzahl war durch die Gründung der Strahlenabteilung für Krebskranke und durch die Poliklinik bedingt. Die soziale Betreuung übte die »private Krankenhausfürsorge« von Hedwig Landsberg und Anni Tüllmann aus.[88] Landsberg und ihre Mitarbeiterinnen entwickelten die Krankenhausfürsorge weiter, wie sie unter der Führung von Alice Salomon, Lina Basch und Elsa Strauß entstanden war.[89] 1924 bemühte sich Hedwig Landsberg bei Pütter, ihre Mitarbeiterinnen nach dem inflationsbedingten »Eingehen seiner Fürsorgestellen«[90] auch in den Kliniken und Polikliniken der Charité einzusetzen. Pütter lehnte aber ab. In seinen Kliniken sollten keine »fremden Fürsorgerinnen« tätig sein. Er bat das Kultusministerium um die Einrichtung einer »Vermittlungsstelle«, deren Mitarbeiterin die Aufgabe hatte, Kontakte zu Patienten und sozialen Einrichtungen herzustellen.[91] Blumenthal beklagte einen Mangel an sozialer Betreuung und bat den Verwaltungsdirektor am 11. Juni 1928, »die Mitarbeiterin seiner künftigen Vermittlungsstelle auch für die klinischen und poliklinischen Patienten des Krebsinstituts tätig werden zu lassen«[92]. Im November 1928 stimmte das

Ministerium der Einrichtung einer Vermittlungsstelle zu. Die Mitarbeiterin war allerdings keine ausgebildete Fürsorgerin. 1929, nach Pütters Pensionierung, übernahm Landsbergs 1918 gegründeter »Verein für Soziale Krankenhausfürsorge der Berliner Universitätskliniken außerhalb der Charité« (»Verein«) die soziale Betreuung aller Krebspatienten in den Universitätskliniken und in der Charité.

Für Blumenthal erforderte die Bekämpfung der Krebskrankheit andere Methoden als sie bisher bei Volkskrankheiten wie der Tuberkulose angewandt wurden. In seinen Publikationen und Vorträgen betonte er immer wieder die frühzeitige und kompetente Behandlung der an Krebs erkrankten Patienten. Hierzu warb er für eine »Aufklärung des Volkes«. Letzteres sollte etwa durch Plakate an öffentlichen Stellen geschehen, »in denen auf die Krebskrankheit bzw. ihre Frühsymptome aufmerksam gemacht wird, und indem immer wieder durch populäre Vorträge und Schriften, Merkblätter usw. auf die Bedeutung der Krebskrankheit bzw. der Frühsymptome hingewiesen wird«[93].

Die Beendigung der fürsorgerischen Tätigkeit in der Charité, hervorgerufen durch die Folgen der Inflation, bedeutete für die Arbeit Blumenthals einen herben Rückschlag.[94] In den ersten Jahren des Krebsinstituts hatte er erlebt, dass viele Patienten nach der ersten

Behandlung nicht zu den Nachuntersuchungen erschienen. Dieses Verhalten wurde durch die Vorstellung bestimmt, die Behandlung sei mit dem ersten Arztkontakt abgeschlossen und weitere Behandlungen ließen keine Verbesserung des Leidens erwarten. Andere Patienten begaben sich erst gar nicht in ärztliche Behandlung, weil sie in dieser keine Erfolgsmöglichkeiten sahen oder weil sie von sogenannten Kurpfuschern von einem Aufsuchen eines Arztes oder Krankenhauses abgehalten wurden. Durch Blumenthals unmittelbare Berührungen mit den einzelnen Patienten waren ihm nebst den medizinischen Bedingungen auch die Auswirkungen der Erkrankung auf die Berufstätigkeit, das Leben in der Familie und das soziale Umfeld bekannt. Schon früh setzte er sich deswegen dafür ein, dass die Fürsorge »sich um die häuslichen Verhältnisse zu kümmern [hatte], damit Wirtschaft, Haus und Familie unter der Krankheit nicht allzu sehr leiden«[95]. Aus seiner ärztlichen Praxis der 20er und 30er Jahre war ihm bekannt, dass viele Kranke, die keiner Krankenversicherung angehörten, »nicht mehr in der Lage [waren], eine Behandlung, wie sie der Krebs verlangt, Operation, Bestrahlung usw., aus eigenen Mitteln bestreiten zu können. Für die anderen Patienten waren Krankenkassen oder die öffentliche Hand Kostenträger«. Es sei häufig vorgekommen, so trug er dem Landesgesundheitsrat 1931 vor, »dass eine Behandlung aus wirtschaftlichen Gründen unterblieb. Das darf natürlich nicht der Fall sein«[96]. Dieser Probleme nehme sich die Fürsorgerin an. Diese musste klären, ob der Kranke die Behandlungskosten selbst tragen kann; andernfalls sollte sie diejenigen Einrichtungen mobilisieren, welche zur Unterstützung für ihn in Frage kommen.[97]

Handlungsauftrag der Fürsorgerin

Für die Lehrkräfte in den Ausbildungsstätten der Fürsorgerinnen war die Bekämpfung der Krebskrankheit eine Herausforderung. Das methodische Lehrangebot für diese Patientengruppe wurde neu überdacht und fand in der Fachliteratur Eingang. In dem frühen Lehrbuch von Alice Salomon und Siddy Wronsky heißt es: »Von den Schülerinnen [der Wohlfahrtsschulen] wird gefordert [...], dass sie einen Überblick über alle Zweige der Wohlfahrtspflege haben und die Gesetze kennen, deren Ausführung und Nutzbarmachung in die Hand der Wohlfahrtspfleger gelegt ist. Diesem Bedürfnis ist das Buch angepasst«[98]. Sie erwähnten »Krebs« im Kontext der »Maßnahmen gegen andere Volkskrankheiten«.[99] Das *Lehrbuch der Wohlfahrtspflege*, 1927 vom Hauptausschuss für Arbeiterwohlfahrt herausgegeben, forderte im Kapitel

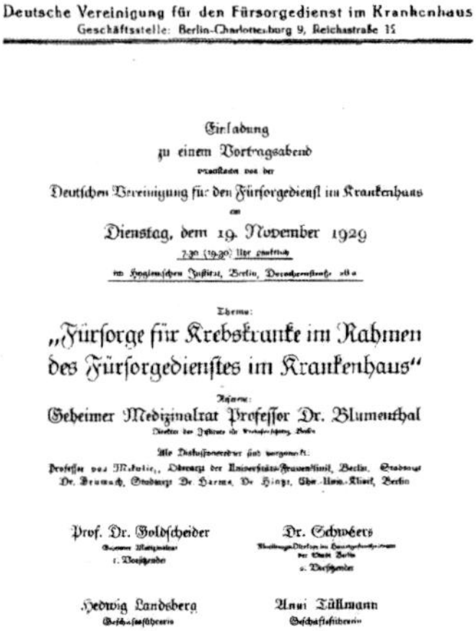

Ankündigung für Blumenthals Vortrag

Fürsorge für Krebskranke: »Die Heilung kann umso besser erzielt werden, je früher die Kranken in Behandlung kommen, [...], solange die Krankheit noch rein örtlich ist, noch nicht auf andere Stellen des Körpers übergegriffen hat. [...] die Fürsorge muss sich der Kranken in ihren körperlichen und seelischen Nöten annehmen, Schwestern, Fürsorger und Fürsorgerinnen müssen in engster Fühlung mit dem Arzt arbeiten«[100].

Der Sozialhygieniker Adolf Gottstein wies bei dem zehnjährigen Bestehen von Landsbergs »Verein« 1928 auf die notwendige Erweiterung der Krankenhausbehandlung um die nachgehende Betreuung für die Krebskranken hin, da »der Erfolg der Behandlung im Krankenhaus heute verlorenzugehen droht oder mindestens keinen Bestand verspricht, wenn nicht nach der Entlassung eine unablässige Fürsorge einsetzt, um das Erreichte festzuhalten«. Gottstein erweiterte den Handlungsauftrag der Fürsorgerin mit einem damals für Deutschland neuen methodischen Ansatz. Diese sollte in Zusammenarbeit mit dem behandelnden Arzt »stets erziehend und belehrend wirken, [...] damit der Kranke darüber unterrichtet ist, warum er sich nach der Entlassung ihrer Beobachtung zu unterwerfen hat. Nicht sklavischer Gehorsam, sondern auf eigenem Verstehen beruhendes Eingehen auf die erteilten Ratschläge soll erreicht werden«[101]. Angestrebt wurde, den Patienten in seiner eigenen Verantwortung zu stärken. Bei dieser Veranstaltung war auch Ferdinand Blumenthal anwesend.[102]

Krebskrankenbetreuung in Berlin und in Deutschland

Auf Wunsch Blumenthals übernahm der »Verein« von Hedwig Landsberg 1928 die Fürsorgearbeit in seiner Bestrahlungsabteilung. Erste Fürsorgerin war im Mai 1928 Frida Küppersbusch, Nachfolgerin wurde im Oktober 1928 Elisabeth Schaerff.[103]

Von Schaerff stammt eine eindrückliche Beschreibung ihrer Tätigkeit: »Die Fürsorgearbeit für die Krebskranken bedeutet im Rahmen der Krankenhausfürsorge eine Durchbrechung des sonst in Deutschland üblichen Prinzips nur zu vermitteln, da es sich

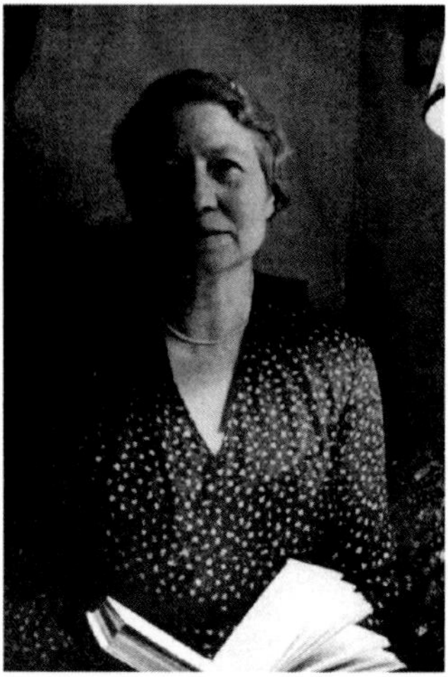

Die Fürsorgerin
Frida Küppersbusch

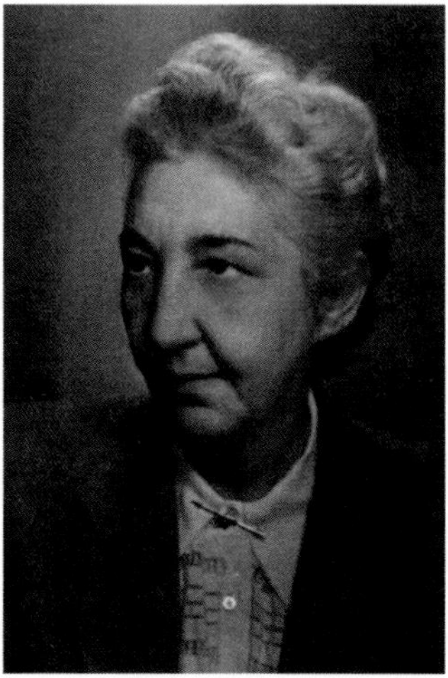

Die Fürsorgerin
Elisabeth Schaerff

sehr stark um nachgehende Fürsorge handelt. [...] es war die besondere Aufgabe der Krankenhausfürsorge, die Patienten, die die Behandlung willkürlich unterbrochen hatten oder der Aufforderung sich zu einer notwendigen Nachuntersuchung vorzustellen, nicht nachgekommen waren, der Behandlung wieder zuzuführen«. Die Patienten der Bestrahlungsabteilung stellten eine weitere Gruppe dar, die sie betreute. »Wir lernen diese Patienten in unseren Sprechstunden, die

wir zweimal wöchentlich abhalten, kennen, oder nehmen sie am Krankenbett in den Kreis unserer Schützlinge auf« und »auch die Ärzte überweisen uns die Kranken, die einer nachgehenden Fürsorge bedürfen, die dann in regelmäßigen Hausbesuchen durchgeführt wird. Von jedem Hausbesuch wird eine kurze Aufzeichnung über den Befund gemacht und dem Arzt vorgelegt. Wir haben dann für Einhaltung des Nachuntersuchungstermins zu sorgen«[104].
Für Blumenthal war es »ungehörig«, nicht mehr operable Krebskranke in »solchen Siechenanstalten unterzubringen, die keinerlei Einrichtungen für ihre Behandlung und Pflege besitzen«[105]. »Die Hospitalisierung von Kranken ist ebenfalls eine Aufgabe, die die Krankenhausfürsorgerin im Auftrage des behandelnden Arztes zu leisten hat«, so Schaerff. Im Krankenhaus wurden diejenigen Patienten versorgt, die nach erfolgter Behandlung zu schwach für eine Rückkehr in die eigene Wohnung waren oder dort keine ordnungsgemäße Pflege und Schlafgelegenheit hatten. Besonders diese, meistens sehr hilfsbedürftigen Patienten hatte die Fürsorgerin mit besonderer Intensität zu betreuen, sich auch im Altersheim ihrer anzunehmen und dem behandelnden Arzt Nachricht über den jeweiligen Zustand zu geben. Für Kranke, die zwar eine Wohnung hatten, denen es aber an der notwendigen Pflege fehlte, musste eine Hauspflege ver-

mittelt werden. Dafür nahm die Fürsorgerin »die häusliche Krankenpflege, wie sie von einzelnen Bezirkämtern der Stadt Berlin und den konfessionellen Vereinen eingerichtet worden ist, in Anspruch«[106]. Hilfe bot auch »ein kleiner Fonds«, den das Krebsinstitut unterhielt und der in Notfällen eingesetzt werden konnte.

In einzelnen Berliner Verwaltungsbezirken wurden Beratungsstellen für Krebskranke und -verdächtige eröffnet. Im *Berliner Wohlfahrtsblatt* wurde 1928 angekündigt: »Das Gesundheitsamt [Berlin-Friedrichshain] hat zur Bekämpfung der Krebskrankheit eine Fürsorgestelle für Geschwulstkranke eingerichtet«[107]. Für den Bezirk Berlin-Tempelhof wurde am 2. April 1929 eine »Beratungsstelle für Krebs-Kranke und -Verdächtige, in der auch Voruntersuchungen ausgeführt werden, eröffnet«[108].

In Berlin gründeten Ende Januar 1931 der Verband der Krankenkassen, die Landesversicherungsanstalt Berlin und die Spitzenverbände der Ärzte »die erste deutsche Krebsfürsorgestelle«. Über die Gründung äußerten sich Dr. Bendix, Leiter der Fürsorgestelle, und Ferdinand Blumenthal, der als Gutachter der neuen Organisation zur Verfügung stand. Blumenthal »wies in einer Unterredung zunächst auf den schädlichen Zwiespalt hin, der in der deutschen Krebsbekämpfung entstanden ist. Auf der einen Seite:

Triumph der ärztlichen Forschung, großartige Leistungen einer international anerkannten Wissenschaft – auf der anderen Seite: Nachlässigkeit in der Anwendung dieser Wissenschaft auf die Praxis, mangelnde Organisation der Krankenbehandlung, ungenügende Erfassung entstehender Krebsfälle. Es kann gar nicht oft genug betont werden, dass die erschreckend hohen Sterblichkeitsziffern des Krebses zum größten Teil die Folgen mangelnder Fürsorge sind! Aufklärung der Massen über die ersten Anzeichen der Erkrankung – unablässige Betreuung der Kranken durch den Arzt – energisches Einbeziehen säumiger Patienten in die zweckentsprechende Behandlung – und die Sterblichkeitsziffern werden rapide zurückgehen!«[109]
Bendix seinerseits ging auf die organisatorischen Gegebenheiten der Fürsorgestelle ein und beschrieb den Einsatz der Fürsorgerin sowie die eingerichtete Kartothek für Krebskranke.
Bei einer Tagung der Berliner Ärztekammer im Mai 1931 referierte Blumenthal, einer der Hauptberichterstatter, zur Fürsorge für Geschwulstkranke: »Die Gründe für eine Krebsfürsorge liegen erstens in der Zunahme der Krebsfälle, wofür Hauptursache sei, dass das Durchschnittsalter des Menschen bis auf fast das 60. Jahr gestiegen ist. Zweitens hat man die präkanzerösen Krankheiten besser kennengelernt (Krebs in der Textilindustrie, in der chemischen Industrie, in

den Bergwerken) [...]. Es handelt sich also neben der sozialen Fürsorge um die Prophylaxe, die frühzeitige Erfassung der Kranken und die Durchführung einer geeigneten Behandlung«[110].
An vielfältigen Aktivitäten in Deutschland lässt sich der allmähliche Erfolg Blumenthals nachvollziehen. Seine Ideen und Vorschläge fanden – nicht immer unter Erwähnung seines Namens – stets neue Partner, welche sich an den Aufbau fürsorgerischer Hilfsangebote machten. Im Land Baden war die Ärztekammer mit Unterstützung des Badischen Landesverbandes zur Bekämpfung des Krebses in besonderer Weise aktiv.[111] 1931 gab es in Baden sieben Beratungsstellen für Geschwulstkranke.[112]
Der Stadtarzt von Kiel, Franz Klose, plädierte im September 1929 vor der Deutschen Vereinigung der ärztlichen Kommunalbeamten in Mainz für einen Ausbau der Krebsfürsorge. Er verwies auf Bestrebungen in Berlin, Bremen und Kiel, weitere Fürsorge- und Beratungsstellen zu schaffen. Aufgaben seien die »Durchführung der hygienischen Volksbelehrung, Erfassung der Krebskranken, Beratung der krankheitsverdächtigen Personen, Sicherstellung der Diagnose und Behandlung, Nachkontrolle operierter und zweckmäßige Versorgung nicht operierter Personen«. Er legte Wert auf die »Mitarbeit der Fürsorgerinnen, Hebammen und Gemeindeschwestern [...], um die

Ferdinand Blumenthal in den 1930er Jahren

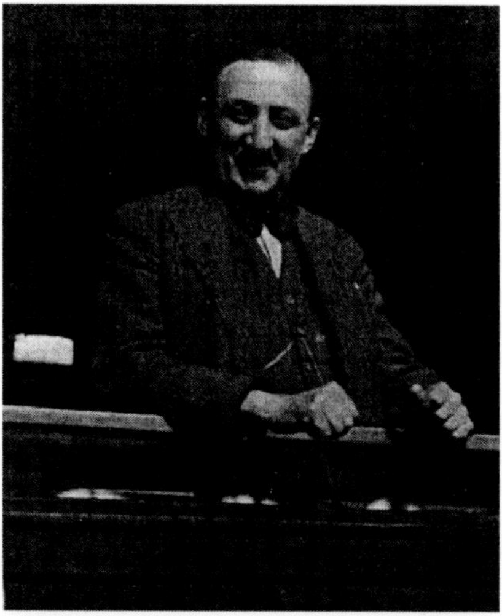

Erfassung der Krebskranken oder -verdächtigen möglichst restlos durchführen zu können«[113]. In Hamburg entwickelte Robert Bierich vielfältige Initiativen zur Epidemiologie, Registrierung und Nachsorge bei Krebskranken. Im Februar 1931 übernahm die Gesundheitsbehörde die Krebsnachsorge – jetzt »Nachgehender Krankenhilfsdienst« genannt – vom Landesverein des Roten Kreuzes.[114]

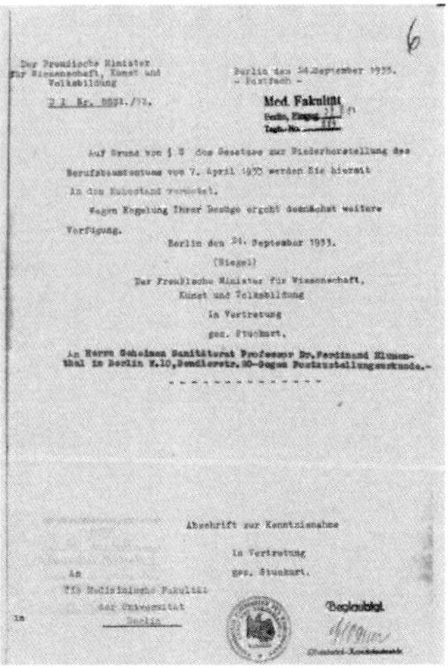
Der Preußische Minister
für Wissenschaft, Kunst und
Volksbildung

Berlin den 24. September 1933.
– Postfach –

Med. Fakultät

Auf Grund von § 3 des Gesetzes zur Wiederherstellung des Berufsbeamtentums vom 7. April 1933 werden Sie hiermit in den Ruhestand versetzt.

Wegen Regelung Ihrer Bezüge ergeht demnächst weitere Verfügung.

Berlin den 24. September 1933.

(Siegel)

Der Preußische Minister für Wissenschaft,
Kunst und Volksbildung
In Vertretung
gez. Stuckart.

An Herrn Geheimen Sanitätsrat Professor Dr. Ferdinand Blumenthal in Berlin N.10, Bendlerstr. 20 – Gegen Postzustellungsurkunde. –

Abschrift zur Kenntnisnahme
In Vertretung
gez. Stuckart.

An
die Medizinische Fakultät
der Universität
Berlin

Beglaubigt.

Versetzung in den Ruhestand

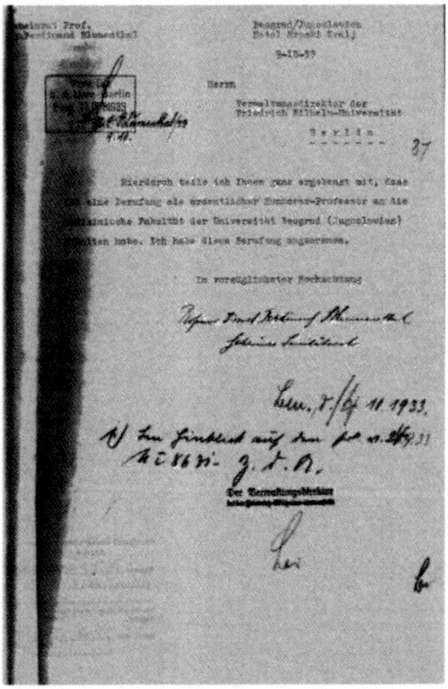
Geheimrat Prof.
Dr. Ferdinand Blumenthal

Beograd/Jugoslavien
Hotel Srpski Kralj

Herrn
Verwaltungsdirektor der
Friedrich Wilhelm-Universität
Berlin

Hierdurch teile ich Ihnen ganz ergebenst mit, dass ich eine Berufung als ordentlicher Honorar-Professor an die Medizinische Fakultät der Universität Beograd (Jugoslavien) erhalten habe. Ich habe diese Berufung angenommen.

In vorzüglichster Hochachtung

Blumenthal an den Dekan der Medizinischen Fakultät (Mitteilung seines Rücktritts vom Amt)

April 1933 – Verlust aller Ämter

Anfang Mai 1933 entband der Preußische Minister für Wissenschaft, Kunst und Volksbildung Blumenthal von allen Verpflichtungen an der Medizinischen Fakultät der Friedrich-Wilhelms-Universität Berlin und am 24. September 1933 wurde Blumenthal gemäß § 3 des *Gesetzes zur Wiederherstellung des Berufsbeamtentums* ohne weitere Bezüge in den Ruhestand versetzt.[115]

Seine Ämter in den Organisationen zur Krebsbekämpfung legte Blumenthal ebenfalls nieder. Der Redaktion der *Zeitschrift für Krebsforschung* gehörte er nicht mehr an. Im Vorwort zur »neuen Folge« der Zeitschrift wurde lediglich festgestellt, dass deren Leitung mit der Auflösung des »Zentralkomitees zur Erforschung der Krebskrankheit« an ein neues Herausgeberkollegium übergegangen ist und dass sich die Zeitschrift wieder mehr der klinischen Beobachtung zuwenden werde, »vor allem gegenüber Laboratoriumsarbeiten, die sich in fruchtlosen Feinheiten verlieren und keinen Ausblick mehr auf die Fragen der menschlichen Pathologie geben«[116]. Damit wurde die Distanzierung zu Blumenthals experimentellen Forschungsansätzen deutlich. Beim Wiedererscheinen der *Zeitschrift für Krebsforschung* 1948 fand Blumenthal im Vorwort von Gerhard Domagk trotz seiner großen Verdienste um das Fachblatt und um die Krebsbekämpfung keinerlei Erwähnung.[117]

Blumenthal verließ im Frühsommer 1933 mit seiner Familie Berlin, hielt sich kurz in Prag auf, reiste dann in die Schweiz weiter.[118] Auch viele seiner Mitarbeiter am Institut für Krebsforschung mussten emigrieren.[119] Aus Lugano/Schweiz schrieb Blumenthal am 7. Juli 1933 für Esther Klee-Rawidowicz ein Empfehlungszeugnis, in dem er ihre wissenschaftliche Leistung und ihre Mitarbeit im Berliner Krebsforschungsinstitut würdigte.[120]

Von Berlin nach Tallinn

Bis zum März 1939 war Blumenthals Leben durch ein erzwungenes und rastloses Hin- und Herreisen zwischen europäischen Städten und durch eine vielfältige Vortragstätigkeit gekennzeichnet. Im Juli 1933 bot die Belgrader Medizinische Fakultät Blumenthal eine Honorarprofessur an, zu ersten Gesprächen reiste er im gleichen Monat von Lugano nach Belgrad und wurde dort vom jugoslawischen Bildungsminister sowie von den Mitgliedern der Belgrader Universität willkommen geheißen.[121] Blumenthal sollte in Belgrad Lehrveranstaltungen zur modernen Krebsbehandlung für Studenten und Ärzte abhalten, ein eigenes Krebsforschungs- und Therapie-Institut nach dem Vorbild des Berliner Instituts aufbauen, die Bekämpfung der Krebserkrankung systematisieren und mit der Jugoslawischen Gesellschaft für Krebsforschung kooperieren.[122] Für diese Aufgaben wurden ihm eine spezielle Ambulanz für Krebserkrankungen sowie einige Betten in zwei Kliniken für Innere Medizin zur Verfügung gestellt. Zeitungen wie *Politika* und *Vreme* publizierten Artikel zur Ankunft Blumenthals in Belgrad, in denen er als herausragender Wissenschaftler und berühmter Krebsforscher begrüßt wurde.[123] In einem Gespräch mit der serbischen Zeitung *Vreme* bemerkte Blumenthal, dass er Deutschland aufgrund des »Arier-

Paragraphen« verlassen habe. Einer Beurteilung der politischen Situation in Deutschland enthielt er sich, da er als Wissenschaftler »weit von jeder Politik«[124] entfernt sei, betonte aber, dass er sich weiter als Deutscher fühle und Deutschland seine Heimat sei. Im Oktober 1933 zog die Familie Blumenthal nach Belgrad.

Am 9. November 1933 hielt Blumenthal in Belgrad eine Antrittsvorlesung. In der serbischen Presse wurde er erneut als Spezialist willkommen geheißen.[125] Seine Anwesenheit in Belgrad war dort jedoch nicht unumstritten; Kritik wurde noch im Jahr 1933 laut. Sie bestand aus einer Mischung aus Vorurteilen, Missgunst, Ressentiments gegenüber dem hochqualifizierten Emigranten und Vorbehalten gegenüber der von Blumenthal propagierten Krebstherapie. Die Angriffe nahmen 1936 verbunden mit nationalistischen und antisemitischen Inhalten zu;

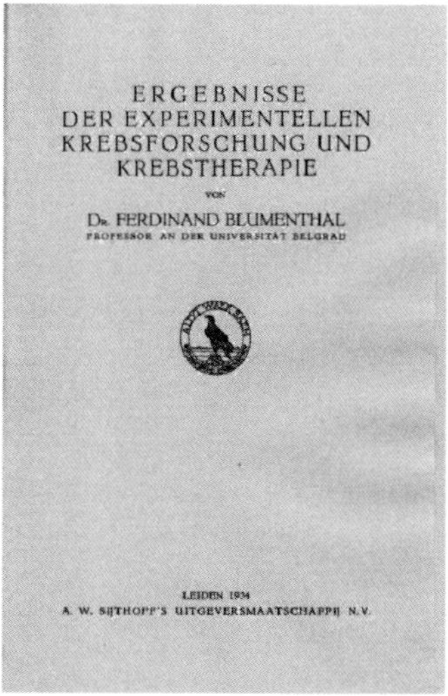

Blumenthals Lebenswerk, 1934 in Leiden erschienen

er selbst reichte im Dezember 1936 seinen Rücktritt von der Professur ein und verließ Belgrad im Februar 1937.[126] Blumenthal siedelte nach Wien über und hielt sich dort – unterbrochen von Gastvorlesungen in Paris, Klausenburg und Kischineff – bis 1938 auf. Nach dem »Anschluss« Österreichs im März 1938 inhaftierte ihn die Gestapo in Wien für drei Monate.[127]
Im Januar 1939 wurde Blumenthal von der Regierung Albaniens nach Tirana eingeladen, um Fortbildungsvorträge zu halten.[128] Als die Spannungen zwischen Italien und Albanien zunahmen, konnte er das Land rechtzeitig verlassen und traf mit seiner Ehefrau und zwei seiner Töchter am 22. März 1939 in Tallinn/Reval ein.[129] In Estland erlebte er im Sommer 1940 die Annektion durch die UdSSR und wie das Land im August 1940 zur Estnischen Sozialistischen Sowjetrepublik wurde. Blumenthal erhielt von der neuen Administration die Erlaubnis, als Arzt zu arbeiten.[130] Die Lebensbedingungen der Familie Blumenthal in Estland zwischen April 1939 und Sommer 1941 sind unbekannt. Im *Deutschen Reichsanzeiger* wurde am 29. August 1940 die Aberkennung der deutschen Staatsbürgerschaft und die Ausbürgerung Blumenthals, seiner Frau und seiner Töchter Zerline und Herma sowie die Beschlagnahme von deren sich noch im Deutschen Reich befindlichen Vermögenswerten bekannt gemacht.[131]

Nach dem Einmarsch der Deutschen in Estland am 22. Juni 1941 wurde Blumenthal von den sowjetischen Behörden verhaftet und einem Transport nach Kasachstan zugeteilt.[132] Ferdinand Blumenthal starb am Nachmittag des 5. Juli 1941 in der Nähe von Oru/Toila, etwa 60 km westlich Narwas, als der Evakuierungszug von deutschen Flugzeugen angegriffen wurde. Seine Ehefrau und die Töchter Zerline und Hildegard wurden schwer verletzt, ihr Schicksal ist unbekannt.[133]

Die jüngste Tochter Blumenthals, Herma, emigrierte im Juli 1938 über Triest in die USA. Viele Jahre lebte sie in Atlanta, später übersiedelte sie nach New York, wo sie 1996 82-jährig starb.[134] Zwei Enkelsöhne von Ferdinand und Elli Blumenthal leben heute in den USA.

Anmerkungen

1 UA HUB, PA B 262, Bd. 4, Bl. 110. – Vgl. PA B 262, Bd.1, Bl. 26, Schreiben Blumenthals vom 25.4.1933 mit der Bitte um Entbindung von den angekündigten Vorlesungen über die Klinik der Krebserkrankungen und die Ergebnisse der experimentellen Krebsforschung im Sommersemester 1933.

2 Gerstenberger, S. Die erste Entlassungswelle von Hochschullehrern deutscher Hochschulen aufgrund des Gesetzes zur Wiederherstellung des Berufsbeamtentums vom 7.4.1933. Berichte zur Wissenschaftsgeschichte 1994; 17 (1): 17–39. – Vgl. Jasch, H.-Ch. Das preußische Kultusministerium und die »Ausschaltung« von »nicht-arischen« und politisch missliebigen Professoren an der Berliner Universität in den Jahren 1933 bis 1934 aufgrund des Gesetzes zur Wiederherstellung des Berufsbeamtentums vom 7. April 1933, forum historiae iuris 25. August 2005 (hptt://www.forhistiur.de/zitat/0508jasch.htm, 12.5.2012).

3 Schagen, U. Wer wurde vertrieben? Wie wenig wissen wir? Die Vertreibungen aus der Berliner Medizinischen Fakultät 1933. Ein Überblick. In: Schleiermacher S., Schagen U. (Hg.). Die Charité im Dritten Reich. Zur Dienstbarkeit medizinischer Wissenschaft im Nationalsozialismus. Paderborn 2008, 51–65. – Vgl. Vossen, J. Willfährige Wissenschaft: Die Medizinische Fakultät der Berliner Universität und der Nationalsozialismus. In: Ebd., 23–36 und Walther, P. Th. Entlassungen und Exodus: Personalpolitik an der Medizinischen Fakultät und in der Charité 1933. In: Ebd., 37–50.

4 Hubenstorf M., Walther P. Th. Politische Bedingungen und allgemeine Veränderungen des Berliner Wissenschaftsbetriebes 1920 bis 1950. In: Fischer W., Hierholzer K., Hubenstorf M.,

Walther P. Th., Winau R. (Hg.). Exodus von Wissenschaften aus Berlin. Fragestellungen – Ergebnisse – Desiderate. Entwicklungen vor und nach 1933. Akademie der Wissenschaften zu Berlin, Forschungsbericht 7. Berlin/New York 1994, 34f.

5 Moser, G. »Musterbeispiel forscherischer Gemeinschaftsarbeit«? Krebsforschung und die Förderstrategien von Deutscher Forschungsgemeinschaft und Reichsforschungsrat im NS-Staat. Med. hist. J 2005; 40: 113–139.

6 Kagan, S. R. Jewish Medicine. Boston/Massachusetts 1952, 315. – Vgl. Harig, G. Zur Stellung und Leistung der jüdischen Wissenschaftler an der Berliner Medizinischen Fakultät. Charité-Annalen 1988; NF 8: 213–224. – Vgl. Berndt, H., Andree H. Jüdische Ärzte in Berlin. Z. ärztl. Fortbildung 1987; 81: 37–41. – Vgl. Kaznelson, S. (Hg.). Juden im Deutschen Kulturbereich. Ein Sammelwerk. 2. Aufl., Berlin 1959, 461–526. – Vgl. auch Efron, J. N. Medicine and the German Jews: a history. New Haven und London 2001; Efron prägte den Begriff einer »intimate relationship« der deutschen jüdischen Mediziner zu ihrer Tätigkeit, ebd., 11.

7 Ernst von Leyden (1832–1910) leitete seit 1885 als Nachfolger Theodor von Frerichs die I. Medizinische Klinik der Charité in Berlin. Er befasste sich mit Erkrankungen des Rückenmarkes, des Herzens, der Lunge und der Tuberkulose. Seine Initiativen galten den Lungenheilstätten und der Tuberkulosefürsorge. Die Krebsforschung rückte um die Jahrhundertwende in das Zentrum seiner Aktivitäten. Von Leyden rief 1881 den Verein und die Kongresse für Innere Medizin, die spätere Deutsche Gesellschaft für Innere Medizin, ins Leben. Vgl. Schadewaldt, H. Leyden, Ernst von. In: Neue Deutsche Biographie 1985; 14: 428–429. – Ernst Salkowski (1844–1923) studierte Medizin und bildete sich bei F. Hoppe-Seyler in Tübingen in physiologischer Chemie fort. Er wurde zu einem

wichtigen Wegbereiter der Biochemie. Seit 1880 war er Abteilungsvorsteher des chemischen Labors des Instituts für Pathologie der Charité. Er entwickelte wichtige biochemisch-analytische Methoden, z.B. den Zuckernachweis im Harn und die quantitative Bestimmung der Harnsäure. Er beschäftigte sich mit Stoffwechselabbauprodukten sowie der Wirkung von Enzymen und der Autolyse. Seine Beiträge waren für die klinisch tätigen Ärzte eminent wichtig. Durch seine Schüler, u.a. durch Carl Neuberg, hat er die spätere Entwicklung der Biochemie in hohem Maße geprägt. Vgl. Engel, M. Salkowski, Ernst Leopold. In: Neue Deutsche Biographie 2005; 22: 377–378.

8 Blumenthal, F. Ergebnisse der experimentellen Krebsforschung und Krebstherapie. Leiden 1934. – Zur Erklärung für die frühe Spezialisierung jüdischer Ärzte vgl. Teicher, W. Untersuchungen zur ärztlichen Spezialisierung im Spiegel des Reichsmedizinalkalenders am Beispiel Preußens im ersten Drittel des 20. Jahrhunderts. Med. Diss., Mainz 1992, besonders 100–119.

9 v. Leyden, E. In: Verhandlungen des Comités für Krebsforschung, 1900–1902, Heft 1. Sonderabdruck aus der »Deutschen Medizinischen Wochenschrift« 1900–1902. Berlin 1902, 3. – Vgl. v. Leyden, E. Lebenserinnerungen. Clarissa Lohde-Boetticher (Hg.). Stuttgart/Leipzig 1910, 249–262.

10 Kraus, F. Ferdinand Blumenthal. Z. Krebsforsch. 1930; 32: 3–4. – Vgl. Pütter, E. Ferdinand Blumenthal, ärztlicher Leiter der Fürsorgestellen für Krebskranke und -verdächtige in Berlin. Z. Krebsforsch. 1930; 32: 5–9. – Vgl. Ebert, A., Reitzig, P. Ferdinand Blumenthal (1870-1941). Ein Beitrag zur Geschichte der Charité. Charité-Annalen 1991; NF 11: 237–238.

11 Blumenthal, F. Innere Behandlung und Fürsorge bei Krebskranken. Z. Krebsforsch. 1911; 10: 134–148.

12 Blumenthal, F. Bericht über die Fürsorgestelle für Krebs-

kranke und Krebsverdächtige des Deutschen Zentralkomitees zur Erforschung und Bekämpfung der Krebskrankheit; vom 1. Januar 1906 bis 1. Dezember 1910. Z. Krebsforsch. 1912; 11: 156–166.

13 van Helvoort, T. Scalpel or rays? Radiotherapy and the struggle for the cancer patient in pre-second world war Germany. Medical History 2001; 45: 33–60.

14 Simons, A. Ferdinand Blumenthal 60 Jahre alt. C.V.-Zeitung. Zeitschrift des Centralvereins deutscher Staatsbürger jüdischen Glaubens 1930; 9/23: 300.

15 Am 30. März 1903 beantragte Blumenthal bei der Charité-Direktion, nebenamtlich als Leitender Arzt des Israelitischen Krankenheims tätig sein zu dürfen; am 27. April 1903 wurde ihm die Erlaubnis dazu erteilt. UA HUB, PA B 262, Bd. 4, Bl. 30 und 33.

16 Milosavljević, O. Savremenici fašizma. 2. Jugoslavija u okruženju 1933–1941. Ogledi, br. 15, Helsinški odbor za ljudska prava u Srbiji. Beograd 2010, 143–158. – Vgl. hptt://www.helsinki.org.rs/serbian/doc/Ogledi15.pdf (Zeitgenossen des Faschismus. 2. Jugoslawien in der Umzingelung, 1933–1941. Betrachtungen, Nr. 15, Helsinki Komitee für Menschenrechte in Serbien. Belgrad 2010). Die Autorin hat vornehmlich die über Blumenthal zwischen 1933 und 1937 erschienenen Artikel in den serbischen Zeitungen Vreme und Politka sowie Medizinische Fachzeitschriften ausgewertet. Die Bearbeitung der Akten der Belgrader Medizinischen Fakultät steht aus. Es ist das große Verdienst der Arbeit von Milosavljević, bisher unbekannte Details zu Blumenthals Belgrad-Aufenthalt mitgeteilt zu haben.

17 ERA, Best. 50, Verz. 4, A. 45. – Vgl. Weiss-Wendt, A. The soviet occupation of estonia in 1940–41 and the jews. Holocaust and Genocide Studies 1998; 12: 308-325, hier 317.

18 USHMM, RG 14.053 M. reel 10.

19 UA Freiburg, Sign. B 54/730 und UA HUB, Med. Fak., PA LB 262, Bd. 4, Bl. 3 (Lebenslauf Ferdinand Blumenthals). – Vgl. Neuberg, H. The Neuberg/Aron family chronicle. Leo Baeck Institute, New York. Manuscript Collection MS 531, 54.

20 Katharina Blumenthal, geb. 1872, heiratete den Stettiner Arzt Alfred Buss. Ihre Tochter Zerline Sybille Buss war seit 1920 mit Manfred Aron verheiratet. Ostern 1939 folgte Katharina ihrer Tochter und deren Familie, die 1938 nach Scheveningen emigriert war. Sie blieb in Holland, als Manfred, Zerline Sybille und deren 16-jährige Tochter Birgit im November 1939 das Land verließen. Die Familie Aron gehörte zu den Überlebenden des niederländischen Passagierschiffes »Simon Bolivar«, das am 18.11.1939 vor der englischen Küste auf eine von deutschen Schiffen gelegte Mine lief und sank. Neuberg, H. The Neuberg/Aron family chronicle. Leo Baeck Institute, New York. Manuscript Collection MS 531, 57–59 und 68–71. – Der Bruder Franz Blumenthal (1878–1971) – angesehener Dermatologe an der Berliner Charité und zweimalig stellvertretender Direktor der Universitäts-Hautklinik – emigrierte 1933 frühzeitig in die USA und setzte in Michigan seine Tätigkeit als Hautarzt fort; vgl. Kagan, S. R. Jewish Medicine. Boston/Massachusetts 1952, 429.

21 Mitgliederverzeichnis der Israelitischen Synagogen-Gemeinde Adass Jisroel zu Berlin 1898. Abgedruckt in: Offenberg, M. (Hg.). Adass Jisroel, Die jüdische Gemeinde in Berlin (1869–1942), vernichtet und vergessen. Berlin 1986, 80–83. – Anonym: Nachrufe. Im deutschen Reich 1916; 22: 28.

22 Neuberg, H. The Neuberg/Aron family chronicle. Leo Baeck Institute, New York. Manuscript Collection MS 531, 54–55.

23 Neuberg, H. The Neuberg/Aron family chronicle. Leo Baeck Institute, New York. Manuscript Collection MS 531, 56–59. –

Hermann Aron, 1845–1913, war ein höchst kreativer und vielseitiger Naturwissenschaftler, der 1883 erstmals ein Messgerät für den elektrischen Strom konstruierte und den Drehstromzähler erfand. Er beschäftigte sich mit der Lehre von Kondensatoren, setzte sich mit der Ausnützung des Differentialgetriebes auseinander und stellte frühe Forschungen zur drahtlosen Schriftübertragung an. Als Unternehmer gründete er die weit verzweigten und erfolgreichen Aron-Werke. Die Berliner Werke des Aron-Unternehmens mit 1000 Mitarbeitern übergab er 1909 seinem 25-jährigen Sohn Manfred Aron. Vgl. Kaznelson, S. (Hg.). Juden im Deutschen Kulturbereich. Ein Sammelwerk. 2. Aufl., Berlin 1959, 710–711 und 777. – Vgl. Katzir, Sh. From academic physics to invention and industry: the course of Hermann Aron's (1845–1913) career. Max-Planck-Institut für Wissenschaftsgeschichte 2009, Reprint 370, hptt://www.mpiwg-berlin.mpg.de/Preprints/P370.pdf (Zugriff 15.3.2012).

24 UA HUB, PA B 262, Bd. 1, Bl. 1–2.

25 Berliner Adressbücher 1799–1943, hier für die Jahre 1870, 1897, 1900, 1907 und 1916. – Blumenthals Geburtshaus befand sich in der Neuen Promenade 9. Zwischen 1897 und 1907 lebte er in der elterlichen Wohnung in der Viktoriastraße 31.

26 Yad Vashem, central database of shoah victims' names (Katharina Buss, geb. Blumenthal, geb. 14.10.1872 in Berlin), www.yadvashem.org/ (Zugriff 10.3.2012). – Vgl. Neuberg, H. The Neuberg/Aron family chronicle. Leo Baeck Institute, New York. Manuscript Collection MS 531, 78 und 88. – Hans Blumenthal, geb. 24.11.1874, war Jurist und Amtsgerichtsrat in Berlin; er wurde am 5.11.1942 mit dem Transport I/76 nach Theresienstadt deportiert und kam dort am 16.11.1942 um; vgl. www.holocaust.cz (Zugriff 30.6.2012). – Vgl. auch Institut Theresienstädter Initiative (Hg.). Theresienstädter Gedenkbuch. Prag 2000, 22.

27 UA Freiburg, Sign. B 54/730 und UA Freiburg, Matrikel A 66 Nr. 8. – Blumenthal wurde am 24. April 1891 an der Freiburger Universität immatrikuliert.

28 UA HUB, PA B 262, Bd. 4, Bl. 3. – Eugen Baumann (1846–1896) war als Schüler F. Hoppe-Seylers ein früher Vertreter der physiologischen Chemie und Ordinarius für Medizinische Chemie an der Medizinischen Fakultät in Freiburg. – Vgl. Pagel, J. L. Biographisches Lexikon hervorragender Ärzte des 19. Jahrhunderts. Berlin/Wien 1901, Reprint Leipzig 1989, 103.

29 UA HUB, PA B 262, Bd. 4, Bl. 3–4.

30 Blumenthal, F. Über Vorkommen und Bildung von Bernsteinsäure. Archiv fuer pathologische Anatomie und Physiologie und fuer klinische Medicin 1894; 137: 539–568.

31 Blumenthal, F. Ernst Salkowski. Nachruf. Med. Klin. 1923; 19: 521–524.

32 UA HUB, PA B 262, Bd. 4, Bl. 4.

33 UA HUB, PA B 262, Bd. 4, Bl. 5.

34 UA Freiburg, D 11/56. – Die Freiburger Medizinische Fakultät hatte die Anerkennung der in Berlin entstandenen und bereits publizierten Arbeit ermöglicht. – Vgl. UA HUB, PA B 262, Bd. 4, Bl. 5.

35 UA Freiburg, B 44/78.

36 UA HUB, PA B 262, Bd. 4, Bl. 41–43.

37 v. Leyden, E. Lebenserinnerungen. Clarissa Lohde-Boetticher (Hg.). Stuttgart/Leipzig 1910, 271–272.

38 Blumenthal F. Erinnerungen an Ernst von Leyden zu seinem 100. Geburtstag am 20. April. Med. Klin. 1932; 28: 497–499.

39 Ebd., 497.

40 Blumenthal, F. Ueber Zucker abspaltende Körper im Organismus. Berl. Klin. Wschr. 1897; 34: 245–248. – Gemeinsam mit O. Huber: Ueber antitoxische und therapeutische Wirkung des menschlichen Blutes nach überstandenen Infectionskrank-

heiten (Scharlach, Masern, Pneumonie und Erysipel). Berl. Klin. Wschr. 1897; 34: 671–675.

41 UA HUB, Med. Fak. 1347, Habilitationsverfahren Ferdinand Blumenthal, Bl. 119–129. Den Antrag zur Einleitung des Verfahrens stellte Blumenthal am 28.1.1899. Der Kinderkliniker J. O. Heubner und Oskar Liebreich, der Leiter des Instituts für Pharmakologie der Charité, erstatteten positive Gutachten. Blumenthal wurde auf der Grundlage neun eingereichter und publizierter Arbeiten habilitiert, u. a. klinische und experimentelle Beiträge über Tetanus und über noch wenig bekannte im Harn ausgeschiedene Kohlenhydrate.

42 UA HUB, PA B 262, Bd. 4, Bl. 41–42 und Bl. 49.

43 Kraus, F. Ferdinand Blumenthal. Z. Krebsforsch. 1930; 32: 3.

44 v. Leyden, E. Lebenserinnerungen. Clarissa Lohde-Boetticher (Hg.). Stuttgart/Leipzig 1910, 249.

45 Ebd., 250.

46 Blumenthal, F. Zum 25-jährigen Bestehen des Deutschen Zentralkomitees zur Erforschung und Bekämpfung der Krebskrankheit. Z. Krebsforsch. 1925; 22: 97–107, hier 98. – George Meyer war ein vielseitig interessierter praktischer Arzt in Berlin, der sich mit Fragen der Krankenpflege und des Rettungswesens, mit älteren Medizinalgesetzen, früheren Volksseuchen und statistisch-epidemiologischen Arbeiten beschäftigte. Vgl. Pagel, J. L. Biographisches Lexikon hervorragender Ärzte des 19. Jahrhunderts. Berlin/Wien 1901, Reprint Leipzig 1989, 1130–1131.

47 v. Leyden, E. Lebenserinnerungen. Clarissa Lohde-Boetticher (Hg.). Stuttgart/Leipzig 1910, 252.

48 Kraus, F. Ferdinand Blumenthal. Z. Krebsforsch. 1930; 32: 4.

49 Z. Krebsforsch. 1904, Band I, im Verlag von Gustav Fischer, Jena, erschienen. Die Zeitschrift erschien später im Hirschwald Verlag und seit 1922 im Julius Springer Verlag; vgl. Blumen-

thal, F. Zum 25-jährigen Bestehen des Deutschen Zentralkomitees zur Erforschung und Bekämpfung der Krebskrankheit. Z. Krebsforsch. 1925; 22: 101.

50 Exemplarisch: Blumenthal, F. Krebsleiden. Ursachen, Verhütung und Bekämpfung. Dresden 1919. – Die Krebskrankheiten, ihre Erkennung und Bekämpfung. Berlin 1919.

51 Blumenthal, F. Die Organisation des Kampfes gegen den Krebs in Deutschland. Vortrag gehalten auf dem Internationalen Symposium on Cancer Control, veranstaltet von der Society for control of cancer N.Y.U.S.A. in Lake-Mohonk am 22. September 1926. Z. Krebsforsch. 1926; 24: 459–464, hier 460.

52 Ebd., 460.

53 Laukötter A. »Anarchie der Zellen«. Geschichte der Medien der Krebsaufklärung in der ersten Hälfte des 20. Jahrhunderts. In: Zeithistorische Forschungen/Studies in Contemporary History 2010; Online-Ausgabe 7: H. 1, http://www.zeithistorische-forschungen.de/16126041-Laukoetter-1-2010 [12.5.2012], 7–12.

54 Blumenthal, F. Krebsfilm, Krebsaufklärung und Krebsbekämpfung. Med. Klinik 1931; 27: 38–44.

55 v. Leyden, E. Lebenserinnerungen. Clarissa Lohde-Boetticher (Hg.). Stuttgart/Leipzig 1910, 255.

56 Berichte über Versammlungen und Kongresse. Eröffnung der Abteilung für Krebsforschung an der I. medizinischen Klinik der Kgl. Charité zu Berlin. Z. Krebsforsch. 1903; 1: 73–78.

57 v. Leyden, E. Blumenthal, F. Die Abteilung für Krebsforschung an der I. medizinischen Universitätsklinik. Charité Annalen 1904; 28: 36–44. – Blumenthal, F. Entstehung und Entwicklung des Universitätsinstituts für Krebsforschung an der Charité zu Berlin. Z. Krebsforsch. 1928; 27: 1–11.

58 Blumenthal, F. Zum 25-jährigen Bestehen des Deutschen Zentralkomitees zur Erforschung und Bekämpfung der Krebs-

krankheit. Z. Krebsforsch. 1925; 22: 97–107, 99.

59 v. Leyden, E. Lebenserinnerungen. Clarissa Lohde-Boetticher (Hg.). Stuttgart/Leipzig 1910, 256–257.

60 Blumenthal, F. Innere Behandlung und Fürsorge bei Krebskranken. Z. Krebsforsch. 1911; 10: 145. – Gottfried Benn hat seine Eindrücke in seinem Gedicht *Mann und Frau gehen durch die Krebsbaracke* auf drastische Weise beschrieben. Das Gedicht entstand zwischen 1912 und 1920. Vgl. Benn, G. Sämtliche Gedichte. Stuttgart 1998, 16 und 537.

61 Georg Klemperer, Schüler E. v. Leydens, hatte 1906 die Leitung der Abteilung Innere Medizin am Städtischen Krankenhaus Moabit in Berlin übernommen, beschäftigte sich mit Fragen der Ernährung und Diätetik, mit dem Arzneimittelwesen sowie psychosomatischen Aspekten internistischer Erkrankungen. Wegen seiner jüdischen Herkunft wurde er 1933 entlassen und emigrierte in die USA. Vgl. Wolf, U. Leben und Wirken des Berliner Internisten Georg Klemperer (1865–1946). Med. Diss., Aachen 2003. – Emil Fischer, Nobelpreisträger 1902, vertrat die organische Chemie, forschte über Zucker- und Eiweißstoffe, entwickelte zahlreiche Verfahren zur Strukturaufklärung der Naturstoffe und war wissenschaftspolitisch einflussreich. Vgl. Freudenberg, K. Fischer, Emil. In: Neue Deutsche Biographie 1961, 5: 181–182.

62 Klemperer, G. Arbeiten aus dem Königlichen Institut für Krebsforschung in Berlin. Z. Krebsforsch. 1912; 11: 315–316.

63 Klemperer, G. Arbeiten aus dem Königlichen Institut für Krebsforschung in Berlin. Z. Krebsforsch. 1912; 11: 316. – Vgl. zu Hans Hirschfeld die äußerst verdienstvolle Arbeit von Voswinckel, P. In memoriam Hans Hirschfeld (1873–1944). Folia Haematologica 1987; 114: 707–736.

64 Zum Lebenslauf Blumenthals UA HUB, PA B 262, Bd. 1, Bl.

1–3 und ERA, Best. 50, Verz. 4, A. 45, Bl. 8. – Blumenthal, F. Die chemischen Vorgänge bei der Krebskrankheit. In: Asher, L., Spiro, K. (Hg.). Ergebnisse der Physiologie Band 10. Wiesbaden 1910, 364–428.

65 Das Krankenheim von Adass Jisroel, das ausschließlich für jüdische Frauen und Männer bestimmt war, befand sich 1903 in der Königsgrätzer Str. 46a, ab 1909 in der Elsasser Str. 85. Es verfügte 1919 über insgesamt 50 Betten und vier Abteilungen. Neben F. Blumenthal bestand auch über den Röntgenarzt Dr. J. Tugendreich bis 1919 eine Beziehung zum Institut für Krebsforschung. Vgl. Das orthodoxe jüdische Krankenhaus von Berlin. In: Offenberg M. (Hg.). Adass Jisroel, Die jüdische Gemeinde in Berlin (1869–1942), vernichtet und vergessen. Berlin 1986, 166–179, besonders 170 und 173. – Vgl. Sinasohn, M. (Hg.). Adass Jisroel Berlin. Entstehung, Entfaltung, Entwurzelung, 1869–1939. Jerusalem 1969, 36–37. – Vgl. Stürzbecher M. Das Berliner Israelitische Krankenheim der Synagogengemeinde Adass Jisroel. Die Berliner Ärztekammer 1986; 22: 133–138.

66 ERA, Best. 50, Verz. 4, A. 45, Bl. 8.

67 Blumenthal, F. Entstehung und Entwicklung des Universitätsinstituts für Krebsforschung an der Charité zu Berlin. Z. Krebsforsch. 1928; 27: 3–4.

68 UA HUB, Schriftwechsel Krebsinstitut/Charité-Direktion 950, Bl. 117 und 122–123.

69 Blumenthal, F. Entstehung und Entwicklung des Universitätsinstituts für Krebsforschung an der Charité zu Berlin. Z. Krebsforsch. 1928; 27: 7.

70 Blumenthal, F. Entstehung und Entwicklung des Universitätsinstituts für Krebsforschung an der Charité zu Berlin. Z. Krebsforsch. 1928; 27: 6–9.

71 Blumenthal, F. Entstehung und Entwicklung des Universitäts-

instituts für Krebsforschung an der Charité zu Berlin. Z. Krebsforsch. 1928; 27: 8.

72 Blumenthal, F. Entstehung und Entwicklung des Universitätsinstituts für Krebsforschung an der Charité zu Berlin. Z. Krebsforsch. 1928; 27: 8–10.

73 UA HUB, PA B 262, Bd. 1, Bl. 9 und 10.

74 L. Halberstaedter (1876–1949) war ursprünglich Dermatologe und befasste sich mit Infektionskrankheiten. Später wandte er sich der Radiologie zu und wurde zu einem bekannten Strahlentherapeuten. Ab 1919 war er im Institut für Krebsforschung tätig, arbeitete gemeinsam mit Physikern zu verschiedenen Bestrahlungsmethoden, beschäftigte sich mit Fragen des Strahlenschutzes und behandelte eine große Anzahl von Patienten mit Röntgenstrahlen, Radium und Mesothorium. Vgl. Kagan, S. R. Jewish Medicine. Boston/Massachusetts 1952, 537–538. – Vgl. Halberstaedter, L. Die Bestrahlungsabteilung des Instituts für Krebsforschung. Z. Krebsforsch. 1928; 27: 12–20.

75 Vgl. Caffier, P. Rhoda Erdmann. Nachruf. Arch. Exper. Zellforschung 1936; 18: 127–141. – Vgl. Koch, S. Leben und Werk der Zellforscherin Rhoda Erdmann (1870–1935). Med. Diss., Marburg 1985. – Erdmann studierte Zoologie und Botanik, arbeitete von 1913 bis 1919 an der Yale Universität und begründete in Deutschland die experimentelle Zellforschung und Gewebezüchtung. In vitro-Zellkulturen waren für die damalige Forschung eminent wichtig. Sie wurde in Berlin 1920 zunächst an der Philosophischen Fakultät habilitiert und 1921 von der Medizinischen Fakultät übernommen. 1922 erhielt sie eine außerordentliche Professur.

76 Blumenthal, F. Entstehung und Entwicklung des Universitätsinstituts für Krebsforschung an der Charité zu Berlin. Z. Krebsforsch. 1928; 27: 6.

77 Simon und Esther Rawidowicz Archives, Privatbesitz Benjamin Ravid. X. u. XI. Lebenslauf E. E. Klee-Rawidowicz. – Esther Eugenie Klee-Rawidowicz (1900–1980) studierte Zoologie, Botanik, allgemeine Biologie und im Nebenfach Physik und Chemie. Sie erlernte 1922/23 die Methode der Gewebezüchtung, wurde 1925 in Münster promoviert und im gleichen Jahr Assistentin von Rhoda Erdmann in Berlin. Sie war mit dem jüdischen Gelehrten Simon Rawidowicz verheiratet.

78 Simon und Esther Rawidowicz Archives, Privatbesitz Benjamin Ravid. X. u. XI. Lebenslauf E. E. Klee-Rawidowicz. – Hirschfeld, H., Klee-Rawidowicz, E. E. Die Frage spezifischer morphologischer Merkmale der Tumorzelle, untersucht an Schnittpräparaten und an in vitro-Kulturen. Z. Krebsforsch. 1930; 32: 139–145. – Vgl. auch Hirschfeld, H., Klee-Rawidowicz, E. E. Cytologische Untersuchungen am Sarkomgewebe in der in vitro-Kultur. Z. Krebsforsch. 1929; 30: 406–427.

79 Z. Krebsforsch. 1930; 32.

80 Grüneisen, F. Ein Jahr Reichsausschuß für Krebsbekämpfung. In: Krebsbekämpfung. Jahrbuch des Reichsausschusses für Krebsbekämpfung. Leipzig 1931, Bd. 1, 10–21.

81 Blumenthal, F. Entwickelung der Krebsbekämpfung in der Charité. In: Jahrbuch des Reichsausschusses für Krebsbekämpfung. Leipzig 1931, Bd. 1, 22–30, hier 23.

82 Blumenthal, F. Ergebnisse der Experimentellen Krebsforschung und Krebstherapie. Leiden 1934, 164–165. – Als einen Grund für die Konflikte zwischen den einzelnen Fächern nennt Blumenthal »Die Rivalitäten der Aerzte unter einander« als »oft das größte Hemmnis für die zweckmäßige Organisation«, ebd., 163.

83 Blumenthal, F. Ergebnisse der Experimentellen Krebsforschung und Krebstherapie. Leiden 1934, 165.

84 Blumenthal, F. Entstehung und Entwicklung des Universitäts-

instituts für Krebsforschung an der Charité zu Berlin. Z. Krebsforsch. 1928; 27: 6.
85 Blumenthal, F. Ergebnisse der Experimentellen Krebsforschung und Krebstherapie. Leiden 1934, 162.
86 Vgl. zu diesem Fragenkomplex van Helvoort, T. Scalpel or rays? Radiotherapy and the struggle for the cancer patient in pre-second world war Germany. Medical History 2001; 45: hier 49–52. – Blumenthal hatte sich mit einflussreichen »Kontrahenten« wie den chirurgischen Autoritäten Sauerbruch, Küttner und Schmieden auseinanderzusetzen. – Vgl. Küttner, H., Sauerbruch, F., Schmieden, V. Die Chirurgie des Krebes und die neuen organisatorischen Bestrebungen zur Krebsbekämpfung. Medizinische Welt 1931; 5: 981–985 und Loos, A. Ueber die zweckmäßigste Organisation der Krebsbekämpfung. Dtsch. Med. Wschr. 1931; 57: 1487–1489. – Auch mit dem führenden Gynäkologen W. Stoeckel hatte er kontroverse Diskussionen zu bestehen, vgl. Krebsfürsorge, Berichterstatter E. Pütter, F. Blumenthal. In: Veröffentlichungen aus dem Gebiete der Medizinalverwaltung, 32. Band, 6. Heft. Berlin 1930, 45–46.
87 Pütter, E. Die Auskunfts- und Fürsorgestellen für Krebskranke. In: Pütter, Ernst: Erinnerungen an die Charité in Berlin. Düsseldorf 1928, 98–99.
88 Blumenthal, F. Entwicklung der Krebsbekämpfung in der Charité. In: Jahrbuch des Reichsausschusses für Krebsbekämpfung. Leipzig 1931, Bd.1, 22–23.
89 Reinicke, P. Die Geschichte der Krankenhausfürsorge für jüdische Patienten. Jüdische Miniaturen. Band 105. Berlin 2010.
90 UA HUB, Charité-Direktion 106, Bl. 14.
91 UA HUB, Charité-Direktion 106, Bl. 6–7.
92 UA HUB, Charité-Direktion 106, Bl. 10.
93 Blumenthal, F. Gesichtspunkte für die Errichtung einer Für-

sorgestelle für Krebskranke. Sonderabdruck aus: Archiv für soziale Hygiene und Demographie, 1929; 4: 338.
94 Blumenthal, F. Fürsorge für Krebskranke im Rahmen des Fürsorgedienstes im Krankenhaus. In: Zeitschrift für das gesamte Krankenhauswesen 1930; 4: 98–99.
95 Blumenthal, F. Gesichtspunkte für die Errichtung einer Fürsorgestelle für Krebskranke. Sonderabdruck aus: Archiv für soziale Hygiene und Demographie, 1929; 4: 339.
96 Blumenthal, F. Berichterstatter: Organisation der Krebsfürsorge. Bericht über die Sitzung eines zusammengesetzten Ausschusses des Landesgesundheitsrats am 31. Mai 1930. In: Veröffentlichungen aus dem Gebiete der Medizinalverwaltung, 32. Band, 6. Heft. Berlin 1930, 20.
97 Blumenthal, F. Gesichtspunkte für die Errichtung einer Fürsorgestelle für Krebskranke. Sonderabdruck aus: Archiv für soziale Hygiene und Demographie 1929; 4: 339.
98 Salomon, A., unter Mitwirkung von Wronsky, S. Leitfaden der Wohlfahrtspflege. Leipzig/Berlin 1921, III.
99 Ebd., 114.
100 Hauptausschuss für Arbeiterwohlfahrt (Hg.). Lehrbuch der Wohlfahrtspflege. Verlag Hauptausschuss für Arbeiterwohlfahrt E.V. Berlin 1927, 376.
101 Tüllmann, A. Soziale Krankenhausfürsorge für Geschwulstkranke. In: Fortschritte der Gesundheitsfürsorge 1931, 5: 316–317.
102 o.V.: Vermerk über Tagung 10 Jahre Verein Soziale Krankenhausfürsorge der Berliner Universitätskliniken außerhalb der Charité. ADW, CA/G 1100/2 II.
103 o.V.: 11. Jahresbericht für das Jahr 1928 des Vereins Soziale Krankenhausfürsorge der Berliner Universitätskliniken außerhalb der Charité. Berlin 1929, o.S.
104 Schaerff, E. Die Fürsorgearbeit für Krebskranke in der

Bestrahlungsabteilung des Instituts für Krebsforschung. In: 12. Jahresbericht der Sozialen Krankenhausfürsorge der Berliner Universitätskliniken außerhalb der Charité e.V. mit Einzelberichten über die Fürsorge in verschiedenen Kliniken für das Jahr 1929. Berlin 1930, 13–14.
105 Blumenthal, F. Gründung und Aufgaben der Krebsinstitute. Archiv für Hygiene und Demographie 1928; 3: 281.
106 Schaerff, E. Krebsfürsorge im Rahmen der Krankenhausfürsorge. Klin. Wschr. 1930; 9: 80–81.
107 Berliner Wohlfahrtsblatt, 4. Jg., 1928; 26: 406.
108 Berliner Wohlfahrtsblatt, 5. Jg., 1929; 25: 215.
109 Biesenthal, G. »Endlich Organisation der Krebsbekämpfung«. In: Bremer Nachrichten vom 5. Februar 1931.
110 Fürsorge für Geschwulstkranke. In: Berliner Aerzte-Correspondenz, 36. Jg., 1931; 30: 282–284.
111 Reinicke, P. Psychosoziale Hilfen für Tumorkranke und ihre Familien gestern und heute. In: Soziale Arbeit, 38. Jg., 1989; 7: 260.
112 Monatsschrift für Krebsbekämpfung 1944; 12: 49.
113 Klose, F. Karzinom und Fürsorge. In: Archiv für Hygiene und Demographie 1929; 4: 518–520.
114 Hunstiger, A., Brandis, M. Jahresbericht für das Jahr 1929 der Krankenhausfürsorge des Hamburgischen Landesvereins vom Roten Kreuz. Hamburg, 5. – Vgl. Bierich, R. Krebsbekämpfung. In: Jahrbuch des Reichsausschusses für Krebsbekämpfung, Bd.1, Leipzig 1931, Bd. 1, 47.
115 UA HUB, PA B 262, Bd. 3, Bl. 5 und Bl. 6; das Schreiben vom 24.9.1933 ist von W. Stuckart gezeichnet; vgl. zu diesem die kürzlich erschienene Studie von Jasch, H.-Ch. Staatssekretär Wilhelm Stuckart und die Judenpolitik. Der Mythos von der sauberen Verwaltung. München 2012. – In der Mitteilung über die abgelehnten Ruhestandsbezüge wird die »geringe«

Dienstzeit in einer Planstelle erwähnt und festgestellt: »Soldat ist Prof. Blumenthal nicht gewesen«, UA HUB PA B 262, Bd.1, Bl. 36.

116 Z. Krebsforsch. 1934; 40: 1–2 (Vorwort). Die Zeitschrift für Krebsforschung erschien ab 6. November 1933 in der Herausgeberschaft von M. Borst, W. Heubner, F. König.

117 Domagk, G. Zum Wiedererscheinen der Zeitschrift für Krebsforschung. Z. Krebsforsch. 1948; 56: 1–4.

118 Krohn, C. D., von zur Mühlen, P., Paul, G., Winkler, L. Handbuch der Deutschsprachigen Emigration 1933–1945. Darmstadt 1998, 422.

119 E. Klee-Rawidowicz erhielt bereits am 28. März 1933 von der Charité-Direktion eine Kündigung zum September 1933. – Sie emigrierte nach London und fand am Kings College eine Arbeitsmöglichkeit, vgl. Simon und Esther Rawidowicz Archives, Privatbesitz Benjamin Ravid. VII. Schreiben Charité-Direktion vom 28. März 1933 und X. Lebenslauf. – Ludwig Halberstaedter emigrierte 1933 und wurde Leiter des Radium-Instituts am Rothschild-Hadassah-Krankenhaus in Jerusalem, vgl. Kagan, S. R. Jewish Medicine. Boston/Massachusetts 1952, 537. – Arthur Lasnitzki floh nach England und fand eine Arbeitstätte in der Krebsforschung an der Universität Manchester, vgl. Williams, B. Displaced scholars, refugees at the university of manchester. hptt://www.mucjs.org/MELILAH/2005/3.pdf [16.06.2012], 13–14. – Hans Hirschfeld gelang die Emigration nicht; er arbeitete zunächst im Jüdischen Krankenhaus Berlin; er wurde 1942 in das KZ Theresienstadt deportiert, vgl. Voswinckel, P. In memoriam Hans Hirschfeld (1873–1944). Folia Haematologica 1987; 114: 707–736. – Vgl. NACHRUF, gehalten von Prof. Dr. H. Strauss bei der Aerztezusammenkunft [im KZ Theresienstadt] am 15. Sept. 1944. Maschinenschrift, Kopie im Besitz des Verfassers

(H. J.), Original Privatbesitz Frau Hallmann-Strauß. Hirschfeld starb in Theresienstadt am 26.8.1944 an den Folgen eines Schlaganfalls.

120 Simon und Esther Rawidowicz Archives, Privatbesitz Benjamin Ravid. IX. Blumenthals Zeugnis für Esther Klee-Rawidowicz, in dem er sie für eine Leitungsposition einer Abteilung für Gewebezüchtung empfahl.

121 Milosavljević, O. Savremenici fašizma. 2. Jugoslavija u okruženju 1933–1941. Ogledi, br. 15, Helsinški odbor za ljudska prava u Srbiji. Beograd 2010, 143. – Warum Blumenthal nicht in die USA oder nach England emigrierte, ist bisher ungeklärt. Vorbestehende Verbindungen zwischen der Berliner und der Belgrader Universität, persönliche Bekanntschaften zwischen Blumenthal und jugoslawischen Medizinern sowie die Kooperation zwischen Blumenthal, E. Mislowitzer (siehe Fußnote 122) und Martha Fraenkel in Belgrad harren der detaillierten Untersuchung. M. Fraenkel, die wissenschaftliche Geschäftsführerin des Hygiene-Museums Dresden, musste 1933 Deutschland wegen ihrer jüdischen Herkunft ebenso verlassen wie E. Mislowitzer; sie hielt sich 1934/35 in Belgrad auf.

122 Ebd., 144–145. Blumenthal erhielt die Zusage, Ernst Mislowitzer (1895–1985) am Belgrader Institut einstellen zu können. Mislowitzer hatte Medizin studiert und war in der chemischen Abteilung des Instituts für Pathologie der Charité bei Peter Rona, dem Salkowski-Nachfolger, tätig; er beschäftigte sich insbesondere mit physiko-chemischen Fragestellungen, z. B. der Wasserstoffionenkonzentration, und war seit 1929 Leiter des Labors der II. Medizinischen Klinik der Charité. Vgl. Ammon, R. In memoriam Péter Róna. Arzneimittel-Forschung 1960; 10: 321-327, hier 322. Zwischen dem Krebsforschungs-Institut und der chemischen Abteilung des Cha-

rité-Instituts für Pathologie bestanden die bereits erwähnten engen wissenschaftlichen Verbindungen. Vgl. auch Fränkel, E., Mislowitzer, E., Simke, R. Untersuchungen über das Agens des Rous-Sarkoms. Z. Krebsforsch. 1928; 27: 477–480. – Vgl. Engel, M. Paradigmenwechsel und Exodus. Zellbiologie, Zellchemie und Biochemie in Berlin. In: Fischer W., Hierholzer K., Hubenstorf M., Walther P. Th., Winau R. (Hg.). Exodus von Wissenschaften aus Berlin. Fragestellungen – Ergebnisse – Desiderate. Entwicklungen vor und nach 1933. Akademie der Wissenschaften zu Berlin, Forschungsbericht 7. Berlin/New York 1994, 308. – E. Mislowitzer emigrierte nach seinem Belgradaufenthalt in die USA und arbeitete seit 1938 an der Yale Universität in New Haven.

123 Ebd., 145–146.

124 Ebd., 146.

125 Ebd., 147.

126 Ebd., 147–154.

127 Wiener Stadt- und Landesarchiv, Bundespolizeidirektion Wien, Historische Meldeunterlagen, C- und D-Antiquariat, ca. 1918–1930: Meldezettel Dr. Ferdinand Blumenthal von 1937 und 1938. – ERA, Best. 50, Verz. 4, A. 45, Bl. 8 (Lebenslauf Blumenthals).

128 ERA, Best. 50, Verz. 4, A. 45, Bl. 8.

129 ERA, Best. 50, Verz. 4, A. 45, Bl. 8. – Bereits 1938 hatte Blumenthal eine Einladung zu Vorträgen während der Krebswoche in Tallinn erhalten. Diese Einladung wurde 1939 wiederholt. Persönliche Verbindungen Blumenthals zu Kollegen in Tallinn oder zu dem kleinen jüdischen Ärzteverein in Estland sind bisher nicht dokumentiert.

130 ERA, Best. 50, Verz. 4, A. 45, Bl. 14, 20 und 21.

131 BLHA, Akten des Oberfinanzpräsidenten Berlin-Brandenburg, Rep 36 A (II) Nr. 3712, Bl. 1, 4, 8 und 9.

132 USHMM, RG 14.053 M. reel 10.
133 TsAMO, f. 217 n. 1221 s. 192.
134 Neuberg, H. The Neuberg/Aron family chronicle. Leo Baeck Institute, New York. Manuscript Collection MS 531, 91–92.

Archive/Quellen

Neuberg, Hans: The Neuberg/Aron family chronicle. Leo Baeck Institute, New York. Manuscript Collection MS 531/LBI Archives AR 10831. Privatbesitz, Birgit Neuberg, New York.

Simon und Esther Rawidowicz Archives. Privatbesitz Benjamin Ravid.

Archiv der Albert-Ludwigs-Universität Freiburg (UA Freiburg), Verzeichnis der Studierenden, Promotionsantrag, Promotionsurkunde, Studien- und Sittenzeugnisse, Matrikel; D 11/56, D 81/065, D 81/067, D 81/069, B 54/730, B 44/78, A 66/Nr. 8.

Archiv der Humboldt Universität Berlin (UA HUB), Personalakte Ferdinand Blumenthal, PA B 262, Bd. 1–4. – Med. Fak. 1347: Habilitationsverfahren vom 1.12.1899. – Charité-Direktion Akten 950–953, Schriftwechsel Krebsinstitut/Charité-Direktion und Akte 106, Charité-Direktion/Soziale Krankenhausfürsorge.

Brandenburgisches Landeshauptarchiv Potsdam (BLHA), Akten des Oberfinanzpräsidenten Berlin-Brandenburg, Rep 36 A (II) Nr. 3712.

Wiener Stadt- und Landesarchiv, Bundespolizeidirektion Wien, Historische Meldeunterlagen, C- und D-Antiquariat, ca. 1918–1930: Meldezettel Dr. Ferdinand Blumenthal von 1937 und 1938.

National Archives of Estonia/State Archives, ERA, Best. 50, Verz. 4, A. 45.

US Holocaust Memorial Museum, Karaganda/Kasakhstan lists. USHMM, RG 14.053 M. reel 10.

Zentrales Archiv des sowjetischen Verteidigungsministeriums. TsAMO, f.217 n.1221 s.192.
Zeitschrift für Krebsforschung (Z. Krebsforsch.). Band 1 (1903/1904) – 56 (1948).

Monographien, Sammelwerke und Dissertationen zur Geschichte der Krebsforschung in Deutschland

Wagner, G., Mauerberger, A. Krebsforschung in Deutschland. Vorgeschichte und Geschichte des Deutschen Krebsforschungszentrums. Berlin/Heidelberg 1989.
Eckart, W. U. (Hg.). 100 years of organized cancer research/100 Jahre organisierte Krebsforschung. Stuttgart/New York 2000.
Procter, R. N. Blitzkrieg gegen den Krebs. Gesundheit und Propaganda im Dritten Reich. Stuttgart 2002.
Deutsche Krebsgesellschaft e.V. (Hg.). Die Geschichte der Deutschen Krebsgesellschaft. Germering 2012.
Hoeppner-Salazar, E. Krebsforschung und Krebsbekämpfung in Berlin bis zum Jahre 1945. Med. Diss., FU Berlin 1986.
Kaiser, M. Zur Geschichte des Deutschen Zentralkomitees zur Erforschung und Bekämpfung der Krebskrankheit. Med. Diss., Greifswald 1989.
Hellmann-Mersch, B. Institutionen zur Krebsforschung und Krebsbekämpfung in Deutschland. Historischer Überblick und Analyse. Med. Diss., Aachen 1994.
Scheybal, U. Krebsforschung in der Zeit des Nationalsozialismus unter besonderer Berücksichtigung des Allgemeinen Instituts gegen die Geschwulstkrankheiten in Berlin. Med. Diss., Leipzig 2000.

Dank

Bei der Suche nach Spuren des Lebensweges und des Schicksals Ferdinand Blumenthals haben wir eine vielfältige Unterstützung erfahren. Besonderer Dank gilt Birgit Neuberg/New York und Professor Benjamin Ravid/Boston. Mark Rybak/Tallinn, Tel Aviv und Dr. Barbara Sauer/Wien haben wir Einzelheiten zu Blumenthals Aufenthalt in Estland und Österreich zu verdanken. Ruza Tokic/Berlin hat uns auf den wertvollen Beitrag über Blumenthals Tätigkeit in Belgrad hingewiesen, zudem hat sie selbst die Übersetzung des serbischen Textes besorgt und uns so die Informationen zugänglich gemacht; wir sind ihr zu großem Dank verpflichtet. Die Mitarbeiterinnen und Mitarbeiter der Archive und Bibliotheken der Humboldt Universität Berlin, der Albert-Ludwigs-Universität Freiburg, der Martin-Luther-Universität Halle sowie des Brandenburgischen Landeshauptarchivs in Potsdam waren stets zur Unterstützung bereit. Der Lektor des Hentrich & Hentrich Verlages, Aaron Estermann, war uns durch seine Sorgfalt und seine Anregungen eine wichtige Hilfe.

Abbildungsnachweis

Umschlag – Reichshandbuch der Deutschen Gesellschaft. Das Handbuch der Persönlichkeiten in Wort und Bild. Erster Band. Berlin 1930, 154.
Seite 13 – Neuberg, H. The Neuberg/Aron family chronicle. Leo Baeck Institute New York. Manuscript collection MS 531, 113a – Reproduktion mit Genehmigung von Birgit und Gerald Neuberg, New York.
Seite 14 – Die Photographie des Grabsteins von Zerline und Julius Blumenthal vom August 2012 verdanken wir Carolyn Naumann, Berlin.
Seite 15 – Neuberg, H. The Neuberg/Aron family chronicle. Leo Baeck Institute New York. Manuscript collection MS 531, 114a – Reproduktion mit Genehmigung von Birgit und Gerald Neuberg, New York.
Seite 17 links – Ernst Salkowski. Aus: Pagel, J. L. Biographisches Lexikon hervorragender Ärzte des 19. Jahrhunderts. Berlin/Wien 1901, Reprint Leipzig 1989, 1467.
Seite 17 rechts – Ernst von Leyden. Aus: Pagel, J. L. Biographisches Lexikon hervorragender Ärzte des 19. Jahrhunderts. Berlin/Wien 1901, Reprint Leipzig 1989, 1003.
Seite 23 – Die Krebskrankheiten. Ihre Erkennung und Bekämpfung. Berlin 1919, Titelblatt – Reproduktion mit Genehmigung der Bibliothek der Martin-Luther-Universität Halle.
Seite 24 – Charité Annalen 1904; 28: 39.
Seiten 29, 30 – Simon und Esther Rawidowicz Archives – Reproduktion mit Genehmigung von Benjamin Ravid.
Seite 31 links – Z. Krebsforschung 1930; 32 (Festschrift).
Seite 31 rechts – Z. Krebsforschung 1930; 32 (Festschrift).
Seiten 40, 42 – Archiv Peter Reinicke.

Seite 47 – Neuberg, H. The Neuberg/Aron family chronicle. LBI New York. Manuscript collection MS 531, 114a – Reproduktion mit Genehmigung von Birgit und Gerald Neuberg, New York.
Seite 48 links – UA HUB PA B 262, Bd. 3, Bl. 4
Seite 48 rechts – UA HUB PA B 262, Bd. 3, Bl. 6.
Seite 51 – Blumenthal, F. Ergebnisse der experimentellen Krebsforschung und Krebstherapie. A. W. Sijthoff's. Leiden 1934, Titelblatt.

Über die Autoren

Harro Jenss, Dr. med., Medizinstudium in Marburg und London. 1977 bis 1993 Medizinische Klinik I der Eberhard-Karls-Universität Tübingen. Internist und Gastroenterologe. 1994 bis 2011 Chefarzt der Abteilung für Innere Medizin am Spital Waldshut/Südbaden. Beschäftigt sich mit der Geschichte der Verdauungs- und Stoffwechselkrankheiten. Verfasser einer biographischen Skizze über C. A. Ewald, den Wegbereiter der Gastroenterologie. Bei Hentrich & Hentrich sind von ihm erschienen: Hermann Strauß (ISBN 978-3-941450-22-6) und Ismar Boas (ISBN 978-3-941450-19-6).

Peter Reinicke, Bergmannslehre auf der Zeche Zollverein in Essen, Knappenbrief. Dipl. Sozialarbeiter/Sozialpädagoge. Diplompädagoge. Dr. phil. TU Berlin. 1979 Professor an der Evangelischen Hochschule Berlin, emeritiert. Ehrenmitglied der Deutschen Vereinigung für soziale Arbeit im Gesundheitswesen. Beschäftigt sich mit der Geschichte der Krankenhausfürsorge. Zu dieser Thematik zahlreiche Publikationen. Bei Hentrich & Hentrich ist von ihm erschienen: Die Geschichte der Krankenhausfürsorge für jüdische Patienten (ISBN 978-3-942271-13-4).